TRAITÉ

DE LA

MORT APPARENTE.

PARIS. — IMPRIMERIE ET FONDERIE DE BIGNOUX,
Rue des Francs-Bourgeois-Saint-Michel, 8.

TRAITÉ

DE LA

MORT APPARENTE.

DES PRINCIPALES MALADIES

QUI PEUVENT DONNER LIEU

AUX INHUMATIONS PRÉCIPITÉES.

DES SIGNES DE LA MORT.

Par J.-B. VIGNÉ,

Docteur en Médecine,
Membre de l'Académie des Sciences, Belles-Lettres et Arts de Rouen,
Associé de la Société de Médecine de Lyon,
Correspondant de l'Académie royale de Médecine
et de la Société médicale d'Émulation de Paris, de l'Académie de Caen,
de la Société de Médecine du département de l'Eure.

PARIS.

BÉCHET Jne ET LABÉ,

LIBRAIRES DE LA FACULTÉ DE MÉDECINE,

Place de l'École-de-Médecine, 4.

1841

L'Être suprème a donné à l'homme une substance semblable à la sienne, une intelligence
particulière, et des organes dans lesquels réside sa puissance.

En effet, tout semble lui obéir, tout, jusqu'au temps, dont il a su régler le cours, et
que l'on dirait se prêter sans cesse à ses projets,
à ses besoins, à ses désirs.

Mais si grand que, dans ses attributs, dans
sa destinée, il doive paraître à ses propres
yeux, il périt comme le plus petit des atomes,
et l'atome naissant le voit se dissoudre.

Ce qui a commencé finira, et l'homme, à
cet égard, subit le sort de toute la nature;
mais, en laissant à la terre ses restes glacés, il
remonte vers sa source éternelle.

INTRODUCTION.

I.

La mort, cessation absolue de l'action de nos organes, est naturelle ou accidentelle.

Elle est naturelle chez le vieillard qui s'éteint, parce qu'il n'a plus le moyen de vivre;

Elle est accidentelle et plus ou moins prématurée, une infinité de causes s'opposant à cette longue durée de notre existence.

Pourtant, ces mêmes causes ne sont pas aussi nombreuses que leurs tristes effets, car il n'est point d'altérations que nos humeurs ne puissent éprouver, point de lésions dont nos organes ne soient susceptibles ; et par quelle fatalité voulons-nous encore à tant de maux ajouter le supplice d'être enterrés vivants !

Qui de nous, en effet, pourrait ne pas redouter ce supplice affreux pour soi-même, en voyant le peu de soin que l'on prend des malades en état de mort apparente, l'abandon que l'on en fait, la promptitude avec laquelle on procède à leur sépulture ?

Cependant ni la cause, ni la nature de la maladie, ni le silence des sens, ne sauraient justifier cette négligence, cette désertion, cet empressement pour l'inhumation.

Est-il donc écrit que l'on cherchera toujours vainement à persuader que le plus saint des devoirs commande, à l'égard des morts supposés, l'emploi de tous les moyens de rappel à la vie?

L'horreur que naturellement on éprouve au seul nom de la mort pourrait être un obstacle à l'accomplissement de ce devoir : aussi gardons-nous bien d'imputer aux sentiments les plus odieux le trépas que tant d'infortunés ont subi dans le sein de la terre; mais puisons dans ces terribles exemples assez de zèle et de courage pour nous l'épargner les uns aux autres.

Si des précautions réglées par l'autorité pour obvier au danger des inhumations précipitées on veut inférer que mes conseils sont inutiles, je pourrai facilement prouver le contraire.

Mais admettons que ces précautions ne laissent rien à désirer, encore faudrat-il que partout on les connaisse, qu'elles soient aussi partout bien observées; autrement nous resterions tous exposés

les uns et les autres à cette précipitation qui n'a fait que trop de victimes.

Assez récemment, deux malades ont à
peine paru morts, que déjà on les dé-
posait dans leur dernière demeure.

Maintenant soutiendra-t-on que la loi
est obéie, et que la crainte de se réveiller sous la tombe est imaginaire?

Ainsi reconnaissons la nécessité de
nous aider mutuellement même dans la
mort, et loin de croire que, vingt-quatre
heures après le décès, on puisse toujours
disposer de l'objet de nos soins, comme
s'il n'existait plus, continuons de l'assister jusqu'à ce que nous soyons bien
convaincus que tout secours est inutile.

Deux fois j'ai traité ce grave sujet : j'ai
dit les erreurs que l'on devait éviter, les
abus qu'il fallait détruire, les mesures
qu'il convenait de prendre, si l'on vou-

lait prévenir ces résurrections de la tombe, suivies de la mort la plus cruelle.

Voilà donc ce qui m'oblige encore à renouveler mes plaintes, mes avertissements, mes efforts, pour rendre cette mort impossible; mais avant tout, je parlerai de l'asphyxie, de la syncope, de la léthargie, de l'apoplexie, parce que, de toutes les maladies, ce sont celles qui ressemblent le plus à la mort.

J'en parlerai surtout de manière que chacun puisse aisément me comprendre, et même au besoin, les combattre avec succès.

Dans l'espoir que, du rapprochement de ces maladies et des recherches particulières dont elles devaient être l'objet, résulterait un double avantage, je me suis mis à l'œuvre, et louange soit à

Dieu, principe de tout bien, si l'utilité de mon travail répond aux sentiments qui me l'ont fait entreprendre !

II.

J'ai écrit, il y a quatre ans, sur l'asphyxie des noyés, et cette production et mon *Mémoire sur le danger des inhumations précipitées*, publiés à la suite de deux événements bien malheureux, ont été, conformément au vote du conseil général et sous les auspices de M. le préfet Dupont-Delporte, distribués aux maires du littoral et de tous les cantons de la Seine-Inférieure.

Cet honorable suffrage et la bienveillance de la critique m'autorisant à les juger moi-même favorablement, je les reproduis en entier dans le premier et le dernier chapitre de l'ouvrage que je fais imprimer aujourd'hui; mais ayant à cœur, 1° de repousser l'accusation intentée contre les fumigations de tabac et contre l'insufflation pulmonaire; 2° de faire adopter le seul moyen d'empêcher que l'on ne soit enterré vivant, j'ajoute à ces deux mémoires tout ce qui m'a semblé de nature à convaincre mes lecteurs.

En traitant de la syncope, qu'une infinité de causes peuvent déterminer, je donne à quelques-unes d'entre elles une attention plus particulière, et cette attention, qu'ensuite se partagent la léthargie et le coma, bientôt est revendiquée par l'apoplexie, que l'on ne saurait trop étudier, trop approfondir.

Mais il fallait encore, après le récit de ces tristes maladies, proposer le traitement le plus rationnel : aussi m'appliqué-je à bien remplir cette autre partie de ma tâche, que je termine en livrant un nouveau combat à la mort, au milieu des formes trompeuses qu'elle sait prendre, et qu'il importe tant de faire disparaître.

CHAPITRE PREMIER.

ASPHYXIE.

Le mot *apnée*, sans doute, exprimerait mieux que celui d'*asphyxie* la mort apparente de l'organe pulmonaire ; mais il ne serait pas encore employé correctement, cet organe, quoique d'une manière insensible, agissant assez pour entretenir l'existence.

Je dirai donc, cédant à l'usage, que l'asphyxie reconnaît pour causes : le défaut d'air atmosphérique, son mélange avec des gaz plus ou moins promptement délétères, l'impuissance à laquelle il est réduit par le poumon privé de sa vitalité.

A la première de ces causes appartiennent la submersion, la strangulation, la suffocation.

La submersion, malheureusement si fréquente, devra toujours être l'objet de la plus

1

active surveillance, et l'on ne saurait assez clairement s'expliquer, ni trop bien s'entendre sur la nature et la propriété des secours qu'il convient de porter aux infortunés qui l'auraient éprouvée.

Le blâme que l'on a déversé sur quelques-uns de ces secours, et le besoin de me fortifier dans l'opinion que j'avais émise à leur égard, ou de l'abandonner comme erronée, me les ont fait étudier avec un nouveau soin, avec méfiance de moi-même.

Si, d'après cet examen, je persiste dans ma croyance en leur efficacité, on devra m'opposer les résurrections que l'on aura soi-même obtenues des seuls moyens substitués à ceux dont j'ai pris la défense.

Puis, si l'on accuse encore ces derniers d'avoir été funestes, il faudra prouver que l'on n'aurait, en les administrant, omis aucune des précautions recommandées par tant de praticiens habiles, et, par eux, tant de fois observées avec succès.

ASPHYXIE PAR DÉFAUT D'AIR.

Asphyxie par submersion.

Longtemps on attribua, sans raison, la mort des noyés à la trop grande quantité d'eau que l'on croyait être entrée dans leur estomac.

Félix Plater, médecin du XVe siècle, reconnut cette erreur qui avait donné naissance à l'affreuse idée de les rouler dans des tonneaux, de les suspendre par les pieds, et, depuis ce moment, tous les médecins se sont fait un devoir de signaler d'abord l'inutilité de ces manœuvres incapables de faire restituer l'eau que l'on aurait avalée; puis leur danger, un engorgement plus considérable du cerveau, du cœur et du poumon, devant en être l'effet immédiat.

L'estomac des noyés contient, en général, fort peu d'eau; quelquefois même il n'en contient pas du tout. En voici la raison : chez les malheureux qui se noient, les organes de la déglutition, soumis à l'empire de la volonté, loin de présenter un libre accès à l'eau, la rejettent, ou ne la laissent passer que très-difficilement.

Je doute que cette opération se renouvelle, la respiration ne pouvant rester suspendue que pendant un très-court espace de temps, et l'on sait que ces deux fonctions, la respiration et la déglutition, sont incompatibles.

Mais, s'il arrivait que l'on trouvât beaucoup d'eau dans les premières voies, on ne serait pas encore fondé à lui imputer la mort du sujet, puisque des hommes accoutumés à s'enivrer ont en peu de temps pu boire impunément une énorme quantité de vin, de bière, etc., exerçant comme l'eau une pression mécanique dans tous les sens, et douée d'une énergie bien supérieure à la sienne.

Rappeler la respiration dont les mouvements sont imperceptibles; ranimer la chaleur qui paraît éteinte; réveiller la sensibilité, la contractilité de tous les organes; rétablir le cours de tous les fluides, l'exercice de toutes les fonctions; en un mot, faire, pour ainsi dire, succéder la vie à la mort : telle est la tâche que nous avons à remplir à l'égard des asphyxiés par submersion, et les soins que nous leur devons pourront-ils jamais être trop empressés, trop assidus?

Ces soins, s'il est possible de les administrer dans une maison voisine du lieu où le sujet vient d'être retiré de l'eau, n'en seront que plus efficaces.

Le transport sur les bras, ou sur un brancard, a le grand avantage de faire éviter jusqu'à la moindre secousse.

On devra donc l'effectuer de l'une ou de l'autre manière, avec la précaution de tenir le malheureux couché sur le côté droit, et la tête un peu relevée.

Après l'avoir étendu sur une table couverte, s'il se pouvait, d'un bon lit de paille, et mieux encore sur un matelas, la tête également bien soutenue et penchée légèrement, on retirera de sa bouche les mucosités et tous autres obstacles au passage de l'air; on lui nettoiera les oreilles; on exprimera ses cheveux; on coupera ses vêtements avec des ciseaux, pour l'en débarrasser plus promptement et plus doucement; puis on l'enveloppera dans une

couverture de laine pour commencer à le sécher, à le réchauffer, et bientôt après on le
découvrira pour mieux encore absorber l'hu-
midité en l'essuyant avec des flanelles, avec
des linges secs et chauds, ou, à leur défaut,
avec des éponges, avec de vieilles hardes, et
même avec du foin sec, ou pour enlever la
matière gluante qui souvent le couvre tout
entier, et, selon la remarque judicieuse de
Portal, lui deviendrait funeste en arrêtant la
transpiration, et en augmentant le froid dont
il est saisi.

Cela fait, on le posera dans un lit sec et
modérément chaud, avec le soin indiqué de le
tenir couché sur le côté droit ; sa tête étant un
peu plus élevée que le tronc, et fortement appuyée, sera couverte d'un bonnet de laine. On
appliquera sur la poitrine et sur la région de
l'estomac des étoffes chaudes et sèches, et l'on
en garnira le creux des aisselles, le pli de l'aine,
les jarrets, etc.; puis on fera des frictions sur
toutes les parties du corps, avec d'autres étoffes également sèches, ces frictions pouvant,
comme excitantes, rétablir la chaleur de la
peau, la sensibilité des nerfs dont elle est

abondamment pourvue, redonner du mouvement au sang, le rappeler du centre à la cir-
conférence, le mettre en contact avec l'air
extérieur, par ce moyen presque le régénérer,
et faire ainsi naître une sorte de respiration
cutanée; et, comme dérivatives, diminuer au
moins l'embarras des organes en apparence
frappés de mort; puis encore on irritera la
paume des mains et la plante des pieds, en les
grattant fortement avec les ongles, avec des
brosses un peu rudes; on appliquera sur ces
mêmes parties des sachets de sable, de son,
de cendre, de sel, médiocrement chauds; on
soufflera dans la bouche du noyé, et, pour
exciter la membrane pituitaire et les nerfs qui
s'y distribuent (cette irritation pouvant, com-
muniquée à tout l'organisme, le tirer de son
espèce d'anéantissement), on exposera sous
les fosses nasales, et l'on fera pénétrer jusqu'à
la partie supérieure de ces mêmes cavités, avec
la barbe d'une plume, avec des petits rouleaux de papier, ou des petits pinceaux de
charpie, de l'eau de Cologne, de l'eau des
Carmes, du vinaigre simple ou concentré,
connu sous le nom de vinaigre radical, et.

s'il n'apparaît encore aucun signe de vie, on aura recours à l'alcali volatil fluor qui, plus d'une fois, a paru souverainement efficace.

Mais, eu égard à l'état actuel des organes, à leur fragilité, par conséquent au danger de leur faire éprouver de vives secousses, ces divers fluides, notamment les derniers, ainsi que la poudre sèche de bétoine, de rhue, d'euphorbe, d'hellébore, de tabac, ou la fumée de ces mêmes herbes, ne devront être employés qu'avec une extrême réserve, et dans le cas où la saignée ne serait point nécessaire; autrement, trop irritants, ils pourraient augmenter la congestion cérébrale, et déterminer la perte du sujet.

Or, il y aurait évidemment lieu de saigner, si la figure était rouge ou violacée, si les yeux étaient brillants et gonflés, si les membres conservaient encore de la chaleur, de la flexibilité; et c'est en deux pareilles circonstances que Louis a fait avec succès l'ouverture de la jugulaire, ce dont il se serait rigoureusement abstenu, si les corps avaient été pâles, froids et roides, car alors l'opération eût été mortelle.

Je voudrais qu'il fût possible de commencer par la saignée du pied, ensuite par celle du bras, ces deux saignées, surtout la première, étant plus dérivatives ; mais, ainsi que Tissot le fait observer, la saignée du pied ne donne point de sang, ou n'en donne presque jamais, celle du bras rarement : l'ouverture des jugulaires en donne presque toujours, et c'est elle qui, dans ce cas, dégage le plus promptement la tête et le poumon.

On a proposé de verser dans la bouche des noyés du vin chaud, de l'eau salée tiède, pour exciter les voies digestives, et sympathiquement toutes les puissances de la respiration ; mais, si la déglutition était nulle, ces mêmes fluides pourraient entrer dans la trachée-artère, et l'on aperçoit le grave inconvénient de cette intromission.

Il faudrait donc, toutefois à faibles doses, les faire arriver dans l'estomac à l'aide d'une sonde œsophagienne, et ce soin ne saurait être pris par une personne étrangère à l'art de guérir.

Un autre remède digne de toute notre attention est la fumée de tabac, que l'exemple suivant, rapporté par Bruhier, permettrait de regarder comme un vrai spécifique contre les effets de la submersion.

« Une femme, en traversant la Seine dans un batelet, tomba dans l'eau, et en fut retirée avec les apparences de la mort. Un soldat, passant la pipe à la bouche, dit au mari de sécher ses larmes, et, lui donnant sa pipe, lui conseilla d'en introduire le tuyau dans l'anus de la pauvre femme, et de souffler de toutes ses forces par le fourneau couvert d'un papier percé de plusieurs trous. A la cinquième gorgée, on entendit dans le ventre un gargouillement considérable; elle rendit de l'eau par la bouche, et, un moment après, la connaissance lui revint. »

On ne pouvait employer un moyen plus simple; mais deux pipes allumées et abouchées par leur fourneau seraient à tout le moins plus commodes; le tuyau de l'une étant mis en place, on soufflerait par le tuyau de l'autre.

Cet expédient, toutefois, deviendrait inutile, si l'on pouvait, et cela serait encore plus avantageux, disposer de la boîte fumigatoire de Pia... Mais ici je m'arrête pour honorer la mémoire de cet homme généreux, dont le nom appartient à la postérité.

On vient de voir la fumée de tabac seule opérer la plus prompte résurrection ; mais, si des médecins célèbres ont cru bien faire en appliquant cette vapeur au traitement des noyés, d'autres, dans la persuasion qu'elle serait funeste, ont proposé de l'en exclure.

Ces derniers l'accusent : 1° de dilater les intestins outre mesure. Cependant, que ne considèrent-ils plutôt sa première action sur le tube digestif qu'elle stimule, et dont elle réveille l'irritabilité toute particulière, avant que le poumon ait pu souffrir de la gêne où surtout l'aurait tenue l'élévation du diaphragme ? 2° d'être un poison narcotique capable de tuer sur-le-champ ; mais un auteur des plus recommandables a fait observer que cette qualité stupéfiante attribuée au tabac n'était pas, dans ses effets, aussi prompte qu'on l'avait présumé.

Citons, à l'appui de ces réflexions, des hommes dont le témoignage ne pouvait être plus favorable au remède dont il s'agit.

Louis affirme que, de tous les secours à

donner aux noyés, il n'en est point dont on doive faire plus de cas que de leur souffler de la fumée de tabac dans les intestins.

Introduite dans le fondement, elle irrite puissamment le genre nerveux, et combat la plupart des asphyxies. Ainsi s'exprime Vitet dont le jugement est du plus grand poids.

Cullen a dit : « Rien n'excite mieux l'activité du canal intestinal que son excitant habituel, la distension. La fumée de tabac est ordinairement employée à cet effet, et son utilité s'est confirmée dans un grand nombre d'occasions. Lorsque le corps a séjourné peu de temps dans l'eau, et qu'il a perdu peu de sa chaleur, ainsi que de son irritabilité, quelques stimulants suffisent pour le ranimer ; mais, lorsqu'il y est resté longtemps, et que sa chaleur est presque entièrement disparue, tout stimulant autre que la fumée de tabac ne produira que très-peu d'effet. »

Je lis dans Alibert : « Le seul emploi raisonnable que l'on puisse faire du tabac dans les voies intestinales est de le donner quelquefois dans les asphyxies, les affections soporeuses, etc. »

Ai-je besoin de faire observer que cet habile médecin ne voyait dans ce remède que sa propriété stimulante, également estimée très-efficace par le savant et judicieux Foderé?

Si j'avais, en 1835, avant de faire imprimer ce mémoire, connu les recherches du docteur Marc sur les secours à donner aux noyés, etc., il m'aurait été facile de multiplier les citations, au grand avantage de la fumée de tabac ; mais les autorités que j'ai choisies pour garants de son utilité suffisent encore à prouver qu'elle est incontestable.

Cependant, je veux rendre hommage à l'impartialité du docteur Marc, dont l'ouvrage acquiert par elle un double mérite.

Après avoir rapporté beaucoup d'exemples favorables à la fumée de tabac, tous appuyés sur le témoignage et sur le raisonnement de médecins très-célèbres, puis les objections de quelques autres aussi très-renommés, l'auteur se livre à un examen rigoureux, qu'il résume en ce peu de mots : « Ainsi, je ne puis considérer les lavements de fumée de tabac que comme un puissant excitatif, et, à ce titre, ils me paraissent devenir un auxiliaire des plus efficaces pour la résurrection des asphyxiés. »

Le langage de ce praticien, l'un des plus distingués de nos jours, l'un des plus dignes de nos regrets, s'accorde parfaitement avec la vérité, cette résurrection par la fumée de tabac n'étant autre chose que l'effet de son excitation sur le système intestinal, et des mouvements qui, par irradiation, sont imprimés à tous les organes, à toutes les parties du corps.

Certes, on aurait grand tort de proposer ce secours à l'exclusion de tous les autres ; mais agirait-on mieux en l'excluant lui-même du traitement de l'asphyxie par submersion, malgré tous les services qu'il a rendus, et que l'on pourrait encore en obtenir ?

Écoutons et méditons bien ces paroles de l'honorable Pia : « Quand on veut prémunir le public contre un moyen dont l'utilité est attestée par de nombreux exemples, et par de sages praticiens qui respectent jusqu'au scrupule la vie des hommes, il faut autre chose que des probabilités et des raisonnements théoriques. »

En effet, que signifieraient-ils devant tous les prodiges opérés par la vapeur du tabac?

Les suites funestes des expériences faites avec cette vapeur sur des animaux vivants ne prouvent rien contre son action sur les noyés. Dans le premier cas, le corps, plein de chaleur et d'énergie, peut succomber à une irritation qui, dans l'autre, deviendrait salutaire, car, alors glacé, près de s'éteindre, il a besoin qu'on le ranime.

L'efficacité de la fumée de tabac tient généralement à des conditions que l'art seul peut apprécier, et cependant on a pu, sans autre guide que la bienfaisance, rendre à la vie plus d'un noyé en le soumettant, de la manière la plus simple, à l'influence de cette vapeur.

J'ai dernièrement, à cet égard, acquis de nouvelles preuves irréfragables.

Le fils d'un ancien négociant de Saint-Valery-en-Caux m'a dit avoir vu apporter chez son père, et rappeler à la vie, seulement à l'aide de la fumée de tabac introduite dans le rectum par le tuyau d'une pipe, plus de vingt marins morts en apparence, après quinze ou vingt minutes de submersion.

Ce témoignage, d'un homme très-véridique, est encore un argument invincible.

Pourquoi donc proscrire un remède dont les succès sont avérés, sont incontestables?

En a-t-on le droit, et ne sent-on pas la responsabilité que cette proscription entraîne avec elle?

Cédons à l'expérience. Elle en dit plus, et le dit mieux que la science elle-même, dont elle est le plus ferme appui.

Or, l'expérience se déclare ouvertement en faveur des fumigations de tabac : donc il est juste, il est nécessaire de revenir sur l'idée fausse que l'on s'en est faite, que l'on en a donnée, et de les réhabiliter en quelque sorte, la mort ayant paru souvent leur abandonner la proie qu'elle s'apprêtait à saisir.

Toutefois, ayant égard à l'observation d'Orfila sur l'inflammation que pourrait occasionner aux intestins l'huile empyreumatique qui se dégage dans la combustion du tabac, je propose de n'employer ce remède, surtout si le sujet est à peine refroidi, qu'après avoir essayé des vapeurs de benjoin, d'encens, de genièvre, indiquées par Guersant, et qui d'a-

bord tendraient à les stimuler par la dilatation.

Si des matières s'opposaient à leur introduction, on tâcherait de les extraire à l'aide
de petites portions de lavements tièdes, et
composés d'eau et de miel, d'eau et d'oxymel
simple, et d'une légère dissolution de sel
commun.

Je dois rappeler ici le conseil, donné par
Foderé, de fléchir un peu, s'il est possible, le
corps du sujet, afin de relâcher les muscles du
bas-ventre, et de faciliter l'entrée des injections.

L'une des choses les plus essentielles étant
de rendre aux noyés la chaleur qu'ils auraient
perdue, on devra procéder avec méthode, et
rétablir par degrés cette chaleur bien précieuse.

Si donc les frictions et les applications indiquées précédemment n'avaient produit aucun
effet, on pourrait emplir d'eau chaude des
bouteilles et des vessies, poser les premières
le long des membres, et tenir les autres appliquées sur la région du cœur, sur celle de l'estomac, puis encore promener sur ces mêmes

régions et sur toute la colonne vertébrale une bassinoire dans laquelle on aura mis des cendres chaudes. Mais, je le répète, n'oublions pas, en administrant ces divers secours, que la chaleur doit être douce, graduée, que, trop forte, elle pourrait devenir funeste.

Pour échauffer le corps des noyés, on sait d'autres moyens dont le premier serait un bienfait de la Providence, je veux parler de l'influence des rayons solaires que l'on a dit en avoir fait revenir plusieurs à la vie.

Je conçois cet heureux effet d'une chaleur modérée sur une personne tirée de l'eau presque aussitôt qu'elle y serait tombée ; mais je doute qu'après une submersion de plus longue durée, et par un soleil ardent, il pût avoir lieu.

Les fortes impressions, les transitions subites, sont funestes pour l'ordinaire ; et quelle autre idée se faire de l'action d'un astre brûlant sur un corps glacé, qu'il s'agit de réchauffer insensiblement ?

On cite encore, comme ayant sauvé des noyés, les bains de sable et de sel secs et chauds.

Le fumier peut être aussi d'un très-grand secours. « Un homme que l'on y avait, après six heures de submersion, plongé jusqu'au cou, a été rappelé à la vie. »

L'efficacité du bain de cendres apparaît également dans l'observation suivante, rapportée par Dumoulin, médecin de Cluny. « Une fille de dix-huit ans tomba d'une terrasse dans la rivière. Elle fut entraînée sous une arcade, et de là sous des maisons, à la distance d'environ cent cinquante pas, jusqu'à une tannerie où elle fut arrêtée, par ses jupes, à un pieu placé sur la rive. On ignore le temps précis de sa chute, conséquemment celui pendant lequel elle peut avoir été accrochée au pieu ; mais ce temps doit avoir été assez long, puisque, depuis plus de deux heures, on la cherchait, quand le tanneur la trouva sur le bord de la rivière.

« Par hasard je passai près de la maison où elle avait été transportée, et, y étant entré avec la foule des curieux, je trouvai la pauvre fille étendue devant le feu. Je représentai le danger de la laisser exposée à cette chaleur. Elle était sans mouvement et sans pouls, glacée, insensible; elle avait les yeux fermés, la bouche béante, et tout le corps enflé. Je demandai des cendres qui n'eussent point servi à la lessive. Je les fis mettre dans des chaudières sur le feu, pour leur donner une chaleur convenable. Une couche de ces cendres, épaisse de quatre doigts, fut étendue sur un lit; on y posa la noyée toute nue, et on la couvrit d'une pareille quantité de cendres; on enveloppa le cou d'un bas, et la tête d'un bonnet, garnis des mêmes cendres, et on étendit sur elle le drap et la couverture. Une demi-heure s'était à peine écoulée, que son pouls se rendit sensible, sa voix revint, d'abord inarticulée; mais, après quelques bégaiements, elle prononça ces mots : Je gèle, je gèle. Je lui fis prendre une cuillerée d'eau clairette, et la laissai ensevelie dans les cendres pendant près de huit heures. Elle en sortit entièrement rétablie. Il ne lui restait qu'une lassitude qui se dissipa le troisième jour. »

Cette observation est concluante: elle détruit l'opinion défavorable que l'on a donnée du bain de cendres, comme on le fait encore aujourd'hui relativement à la vapeur du tabac, malgré l'autorité de l'expérience, plus forte que tous les raisonnements.

Mais, pour obtenir de l'emploi des cendres l'effet désiré, ayons soin de les renouveler à mesure qu'elles se refroidissent, et d'y laisser le sujet longtemps après sa résurrection, pour la rendre plus certaine.

On a dit que les cendres n'avaient d'autre propriété que celle d'appliquer au corps un certain degré de chaleur. Mais n'est-il pas évident que surtout elles peuvent encore le ranimer par l'irritation que leurs parties salines, en se dissolvant, font éprouver aux nerfs cutanés, et par l'effet qu'en ressentent les organes auxquels est spécialement attachée notre existence?

S'agit-il d'une personne noyée dans l'eau chaude, dans le vin, dans l'eau-de-vie, et de la secourir à l'instant même où elle en est tirée, gardons-nous de la mettre dans l'un des bains dont je viens de parler, ni dans celui d'eau tiède : ces bains ne peuvent être que dangereux, en augmentant la chaleur générale, la raréfaction du sang, l'anxiété du cœur et du poumon : mais portons à cette même personne tous les autres secours dont il a été et sera fait mention dans cet écrit.

Pour détruire l'effet des causes que nous avons à combattre, il faut apprendre à les bien connaître. Faisant l'application de ce principe à la mort des noyés, je vais chercher à démontrer la manière dont elle arrive.

D'après les expériences faites par Louis, on ne peut douter qu'il n'entre de l'eau dans le poumon de la plupart des noyés ; mais, ainsi que Littre, Senac, Petit, et autres auteurs célèbres l'ont affirmé, ce n'est point cette introduction, mais le défaut d'air qu'il faut accuser d'avoir fait périr l'individu mort suffoqué comme on le serait entre deux matelas.

A-t-on le malheur de tomber dans l'eau, un instinct naturel fait retarder l'inspiration que l'on a tant à redouter.

On périrait incontestablement, si cet état de contention pouvait avoir quelque durée.

On périrait, parce que l'air atmosphérique s'est dépouillé, durant l'inspiration, de l'oxygène qu'il contient, et qui sert à aviver le sang, à le rendre capable d'exciter utilement le ventricule gauche.

La gêne est-elle portée à son comble, la nature effrayée s'efforce de la terminer, même aux dépens du submergé.

Il dilate la poitrine pour inspirer : aussitôt suit une colonne d'eau que toutes les puissances expiratrices chassent avec une force excessive.

Telle est probablement la cause pour laquelle on ne trouve pas d'eau dans le poumon de certains sujets, quoiqu'elle s'y soit véritablement introduite.

C'est aussi, sans doute, à l'énergie prodigieusement accrue de ces mêmes puissances que l'on doit rapporter l'existence de mucosités dont les bronches, chez les noyés, sont remplies pour l'ordinaire, mucosités qu'il faut regarder comme un effet de l'humeur bronchiale, et de son mélange avec les gaz aériformes.

Ainsi, deux causes concourent à la perte des noyés: la première est la privation de l'air atmosphérique; la seconde est l'altération, la désoxygénation du sang, qui paralyse le poumon, et va frapper de la même nullité tous les autres organes.

Or, le premier, le plus rationnel des moyens

applicables à l'asphyxie dont il s'agit, est le renouvellement de l'air : donc son insufflation propre à restituer au sang artériel le principe auquel il doit son influence révivifiante sur toute l'économie animale ne saurait être faite assez tôt, ni avec assez de persévérance; et que l'on pèse bien encore ce dernier avertissement, la mort pouvant n'être pas réelle à la suite d'une très-longue submersion, ni très-longtemps après que l'on aurait été tiré de l'eau.

Ces deux circonstances reposent, en général, sur la température de ce fluide, sur la constitution du sujet, et sur sa disposition morale à l'instant de sa chute.

L'impression d'une eau glaciale, et l'effet de la frayeur, peuvent être tels, à l'égard de l'action du cœur, que la circulation en devienne tout à coup presque nulle, et que le passage du sang par le poumon cesse de s'effectuer.

J'ai dit que, pour rendre au sang l'oxygène qu'il a perdu, l'insufflation pulmonaire était indispensable, était urgente.

L'air atmosphérique contenant plus de parties du principe proprement appelé vital que n'en donne l'air insufflé de bouche à bouche, il est spécialement indiqué de recourir au premier mode d'introduction, que généralement on croit préférable à l'autre.

Celui-ci néanmoins a sauvé bien des asphyxiés, soit que, dans ces nombreux exemples, la chaleur douce de l'air expiré balançât la soustraction d'une partie de son oxygène, soit que, même un peu moins chargé de ce gaz stimulant, il n'en convint que mieux à l'organe qu'il s'agissait de ranimer par degrés, et, pour ainsi dire, imperceptiblement.

L'air pur et échauffé, introduit dans le poumon, est apprécié depuis longtemps.

On l'a mis au rang des secours les plus efficaces en lui attribuant la faculté de procurer à l'organe essentiel de la respiration une légère détente, de lui redonner du jeu, et de faire renaître tous les mouvements de la poitrine.

Mais, et je saisis avec empressement l'occasion de l'affirmer, ce sujet a été on ne peut mieux traité dans un rapport, fait au Conseil de salubrité de la Seine-Inférieure, par le docteur Pouchet, sur le traitement des noyés.

L'un des instruments employés à l'insufflation artificielle est le tube laryngien, imaginé par Chaussier, et décrit dans son instruction sur les secours à donner aux noyés.

Voici, à cet égard, comment s'exprime l'illustre auteur : « Le moyen le plus efficace et le plus propre à ranimer la sensibilité, l'action du cœur, est d'insuffler de l'air dans les poumons, et d'imiter les mouvements de la respiration.

« Pour remplir cet objet important, il ne suffit pas de mettre dans la bouche, ou dans les narines du noyé, un tuyau par lequel un assistant pousse de l'air, soit avec la bouche, soit avec un soufflet : il faut encore une canule allongée, cylindrique, et évasée à une extrémité ; étroite, courbée, aplatie à l'autre ; garnie à sa courbure d'une lame d'éponge. Après avoir écarté les mâchoires du noyé, abaissé sa langue avec un doigt, on passe la canule par la bouche, on en introduit le bec dans le larynx, et on l'enfonce jusqu'à ce que l'éponge appuie sur son ouverture. La canule introduite et soutenue dans le larynx, un des assistants souffle avec la bouche par le pavillon, on, mieux encore, il y adapte un soufflet qu'il fait agir jusqu'à ce que les poumons soient distendus : alors on retire le soufflet pour laisser échapper l'air que l'on a introduit ; on en facilite la sortie par de légères pressions sur la poitrine, puis aussitôt on recommence l'insufflation ; on l'interrompt, et, par ces insufflations et ces pressions successives, on imite les mouvements alternatifs de la respiration naturelle. »

Ce mode d'insufflation peut être, en général, d'une bien grande utilité ; mais trop souvent encore, les muscles de la mâchoire inférieure, fortement convulsés, et résistant aux tentatives que, toujours avec ménagement, on doit essayer de faire pour l'abaisser, la tiennent si étroitement serrée contre l'autre, et quelquefois aussi la langue sortie de ses limites est tellement gonflée, qu'il devient impossible de souffler dans la bouche.

Alors, les fosses nasales ayant été dégagées de tout ce qui pouvait empêcher l'air de les parcourir, on introduirait par l'une des narines, soit la gaine d'un couteau ouverte par l'un des deux bouts, soit un tuyau de sureau, de jonc, de roseau, de paille, de carton, de plume; puis, en comprimant avec les doigts l'autre narine, on soufflerait avec la bouche par l'autre extrémité de ces divers tubes.

Je suppose encore une fois que ce fussent là les seuls moyens que l'on eût à sa disposition, car s'il était possible de se procurer un soufflet, il faudrait le préférer; de plus on pourrait remplacer le tube laryngien de Chaussier en adaptant au tuyau du soufflet une sonde de gomme élastique, après avoir adroitement poussé l'autre extrémité dans la glotte.

Un autre moyen de faire parvenir l'air dans le poumon, si l'impossibilité de relever l'épiglotte, fortement appliquée sur le larynx, rend les premiers entièrement stériles, consiste dans une incision faite à la trachée-artère.

Cependant, ne désespérons pas de la prévenir en introduisant dans le rectum l'air atmosphérique avec un soufflet, ayant soin d'agir doucement et sans saccade, pour ne pas trop ébranler ni trop distendre le tube intestinal, puis de retirer et de remettre à propos le soufflet, pour laisser échapper des gaz délétères, et les remplacer par l'air pur dont l'ac-

tion révivifiante sur la membrane muqueuse,
et plus encore sur le sang noir et stupéfiant
que renferment ses nombreux vaisseaux ,
pourrait nous procurer les plus heureux résultats.

Si néanmoins il devenait indispensable d'in-
ciser le canal aérien , il faudrait le faire sans
autre délai.

Par cette ouverture artificielle on pourrait
aspirer les mucosités , l'écume et le sang qui
rempliraient les bronches, et pratiquer l'insufflation pulmonaire.

Ce procédé, que plusieurs praticiens ont
blâmé sans réserve , en est bien vengé par le
fait que rapporte Tissot , et par l'opération
dans laquelle Roux a prouvé qu'il savait join-
dre au plus rare talent l'âme la plus sensible,
la plus généreuse.

On connaît les dangers du moyen dont il
s'agit ; mais l'impuissance de tous les autres
en justifierait l'emploi.

Enfin, pour exciter les contractions du cœur,
on a essayé du choc électrique sur la région
de cet organe et sur le creux de l'estomac ;
puis on a pu ranimer le poumon , en établis

sant, avec la pile de Volta et une aiguille courbe et fine introduite dans la poitrine, le courant galvanique sur les nerfs du diaphragme. Leroy d'Etiolles voulait, à l'aide de l'électro-puncture, éviter l'insufflation dont le danger ne réside pas en elle-même, mais devra toujours naître de la mauvaise manière de la mettre en pratique.

« Dans la respiration artificielle, dit l'honorable médecin que je viens de citer, c'est l'air extérieur qui distend la poitrine en pénétrant dans cette cavité.

« Dans la respiration naturelle, c'est la poitrine qui se dilate pour admettre l'air. »

Mais, de ce que la dernière de ces propositions exprime un acte plus conforme au vœu de la nature, devra-t-on inférer qu'il faille redouter l'insufflation? Non, sans contredit. Le poumon, il est vrai, pourrait souffrir d'une trop prompte et trop forte dilatation, si l'on négligeait en cette occurrence les précautions que tous les auteurs ont eu soin de recommander; mais, en les observant, elle sera d'abord à peine sensible, puis agréable et salutaire, en lui restituant son premier aliment.

L'insufflation d'ailleurs est généralement facile à faire, tandis que l'autre moyen suppose toujours une main exercée, et jamais de retard dans l'exécution. En admettant que ces deux conditions essentielles pussent se rencontrer, l'opération dont il s'agit aurait pour le moins, autant de fois qu'elle ne réussirait pas, le tort d'empêcher l'insufflation, devenue, par ses innombrables succès, le premier des remèdes que, dans toutes les asphyxies, on doive mettre en usage.

Après une affirmation si contraire aux idées nouvelles sur l'insufflation de l'air dans les poumons, je dois chercher à prouver que l'avoir exclue du traitement des noyés comme plus dangereuse encore que les lavements de fumée de tabac, c'est un autre sacrifice qu'il n'appartenait pas de faire, c'est une autre erreur que l'on ne saurait trop tôt abjurer.

En effet, et, pour défendre cette cause avec avantage, il n'est pas besoin d'appeler ici les autorités qui viendraient en foule déposer pour elle, ni l'expérience, si riche de résurrections qu'elle exciterait derechef à provoquer par l'insufflation pulmonaire, loin de la re-

pousser comme homicide ; en effet , disons-
nous , alléguer pour exemples du danger d'y
recourir l'abus que l'on en a fait chez le
vivant, et les suites funestes qui pouvaient et
devaient même en résulter, est-ce avoir posé
sur une base bien solide les imputations diri-
gées contre elle ?

Si , comme cela s'est fait imprudemment ,
on souffle avec force dans la bouche à l'instant
où l'expiration a lieu , le poumon , surpris et
distendu par une trop grande quantité d'air,
pourra tout à coup cesser d'agir ; mais a-t-on
à craindre de porter à ce point, chez les noyés,
le trouble dans cet organe ?

Le dernier effort qu'ils font pour chasser
l'eau qui s'y est introduite est aussi le dernier temps de la respiration , et , dans cet acte,
cependant exercé faiblement, sort avec elle
l'air qui la rend comme écumeuse , et quelquefois rougeâtre.

Donc, ce qu'il y aurait en apparence de plus
urgent à faire serait de rendre au poumon
son fluide naturel, et le seul stimulant qui
puisse lui redonner la vie.

Mais la présence de mucosités, de glaires, etc.,

dans les voies aériennes, oblige, avant tout, de chercher à les en extraire, et l'on peut y parvenir en les attirant, soit avec la bouche, soit avec la pompe à air déposée dans les maisons de secours.

Le premier mode d'aspiration, bien préférable à l'autre, sera sans doute employé plus rarement, à moins que, s'oubliant soi-même, et ne répugnant à rien, on ne veuille imiter le bon Anglais qui fit revivre le jeune Rice, tiré de l'eau plus d'un quart d'heure après y être tombé.

Ce succès était le neuvième, a-t-on dit, obtenu de la même manière, et si le nom du sauveteur est encore ignoré, c'est une raison de croire que ses belles actions suffisaient à son bonheur, et que faire le bien lui paraissait une chose si naturelle qu'elle dût être commune à tous les hommes.

Je ne contesterai point à cette aspiration les guérisons supposées, je le répète, avoir été uniquement son ouvrage; cependant, est-il bien prouvé qu'en désobstruant le passage de l'air, elle ait disposé le poumon à se pénétrer de ce fluide, à le digérer, et que l'insufflation

n'ait pas, à son tour, été effectuée par le se-
couriste respirant tout à fait dans la bouche
du noyé ?

Les antagonistes de l'insufflation l'ont accu-
sée d'opérer le déchirement des cellules pul-
monaires ; mais il est démontré que, faite doucement, soit avec la bouche, soit avec un
soufflet, elle est incapable de leur porter la
plus légère atteinte. Pourquoi donc l'avoir
bannie du traitement à l'avantage de l'aspiration dont l'innocuité pourrait ne pas être
aussi certaine ?

Dans l'aspiration faite surtout avec la pompe
à air, n'aura-t-on rien à redouter de la force
attractive exercée sur le poumon dont on
opposait la délicatesse à l'insufflation ?

Cette force, à laquelle il est contraint de
céder, l'éprouvera-t-il toujours sans accident,
et cette considération n'obligerait-elle pas à
ne faire servir l'aspiration qu'à dégager le
passage de l'air ?

Admettons qu'elle laissât toujours intact
l'organe destiné à le recevoir, les tiraillements
et la gêne de ses divers tissus pressés les uns
contre les autres ne sembleraient-ils pas s'op-

poser à l'action du poumon, au lieu de l'aider
à la recouvrer, tandis que l'insufflation est en
possession immémoriale de produire ce dernier effet, ainsi que l'ont attesté, dans un
rapport fait à l'Académie des sciences, des
hommes dont on connaît tout le mérite?

Si ce que je viens de dire ne détermine pas
à rendre à l'humanité sa plus grande ressource
dans l'asphyxie, j'aurai du moins encore une
fois payé ma dette à son égard, en m'efforçant
de faire rentrer l'insufflation dans tous ses
droits, et disparaître tous les doutes élevés
sur son efficacité.

Parmi les secours à donner aux noyés,
quelques-uns, tels que l'introduction d'une
algalie dans le larynx, dans l'œsophage, la
saignée générale, les commotions électriques,
la trachéotomie, réclament évidemment l'assistance d'un habile praticien.

Pour les autres, il ne faut que de l'intelligence et de l'humanité.

Surtout, et je ne saurais assez le redire,
point de précipitation, point d'impatience.
Une seconde dose d'alcali volatil a fait périr

un homme que la première était parvenue à ranimer.

Cette fois on a échoué pour avoir voulu trop bien faire, et, dans une autre circonstance, pareil malheur serait résulté d'une trop prompte cessation des fumigations de tabac, qui, renouvelées à propos, ont sauvé le malade.

Les remèdes devront agir d'autant plus lentement, que le sujet sera plus faible, la saison plus défavorable, et que la submersion aura duré plus longtemps. Portal a dit : « Il est des noyés que l'on n'a rappelés à la vie que sept à huit heures après qu'ils avaient été retirés de l'eau. »

L'objet de nos soins les recevra de toutes les manières, car il n'en est pas une à laquelle nous dussions nous refuser. Aussi Gardanne, après les avoir indiquées dans son excellent *Catéchisme sur les morts apparentes*, ajoute-t-il : « Si toutes choses venaient à manquer, vous vous dépouilleriez de vos hardes pour en revêtir le noyé, et vous souffleriez dans sa bouche et dans son nez avec votre bouche. »

Il ne doutait pas de notre sollicitude pour un infortuné nous demandant la vie, et certes si, dans ce moment, pareille occasion nous était offerte, on nous verrait empressé comme s'il s'agissait de conserver ce que nous avons de plus cher, et le succès tant désiré serait encore le fruit des bons préceptes, des bons exemples que l'on nous a donnés, et que nous devrons toujours suivre avec la même ardeur.

Au premier signe de la respiration renaissante, essayons de faire passer doucement dans la bouche du malade, avec une petite cuiller, du vin ou de l'eau-de-vie, coupés de trois parties d'eau sucrée tiède, et gardons-nous de le forcer à boire pour peu qu'il ait de peine à avaler.

Enfin n'épargnons aucuns secours, et, s'ils devaient être infructueux, attendons, pour les discontinuer, la triste certitude qu'il n'y a plus rien à espérer.

Si le noyé ne présente d'autres signes de l'extinction de la vie que l'immobilité, l'insensibilité, la pâleur du visage, l'élévation même excessive du ventre, l'enduit glaireux de la cornée transparente, la mollesse du globe de l'œil, de l'écume autour de la bouche et des narines, loin de perdre courage, déployons tout notre zèle, résistons à la longueur du temps ; en pareil cas on a vu le plus beau triomphe couronner cette admirable persévérance.

La putréfaction caractérisée par le soulèvement de l'épiderme, par le ramollissement de la peau, par des taches livides à sa surface, par l'odeur cadavéreuse, devra seule nous contraindre à cesser des efforts et des vœux superflus.

Asphyxie par strangulation.

La suppression de l'acte respiratoire par une constriction exercée sur le larynx ou sur la trachée-artère, au point d'en interdire l'accès à l'air atmosphérique, et sur les nerfs du poumon, tout à coup privé de leur influence si nécessaire, est, selon certains auteurs, la cause directe de la mort par étranglement avec ou sans suspension.

Mais cette compression, faite en même temps

sur les veines jugulaires, s'oppose au retour du sang de l'encéphale, et détermine un engorgement, auquel d'autres écrivains célèbres attribuent la perte du sujet.

Ainsi l'asphyxie par défaut de respiration, et l'apoplexie par la compression de l'organe cérébral, seraient deux causes de mort par strangulation.

La dernière cause a été contestée par de savants médecins, parce que certains individus, échappés aux effets de l'étranglement, n'avaient point, comme la plupart des apoplectiques, été frappés de paralysie. Elle a pu cependant être produite comme l'asphyxie, et, dans ce cas, faire périr l'infortunée victime.

On ne saurait donc, après avoir ôté le lien strangulateur, soit en le coupant, soit en le défaisant adroitement, puis tout autre capable de gêner ailleurs le cours du sang, on ne saurait, dis-je, assez tôt pratiquer l'insufflation pulmonaire, l'asphyxie résultée de la constriction du canal aérien pouvant être promptement mortelle, ni trop se hâter, non pas d'appliquer des sangsues à chaque tempe ou derrière les oreilles, mais d'ouvrir l'une des veines du cou , si leur gonflement excessif ou l'état vultueux de la face témoignaient un grand embarras dans les vaisseaux encéphaliques.

Est-il besoin d'ajouter que l'effusion du sang doit se régler sur la constitution du sujet ?

Les deux moyens dont il s'agit sont si puissants , que plus d'un malheureux leur a été redevable de la vie.

Néanmoins , il en est d'autres qu'il pourrait encore être urgent d'employer , leur action sur les organes du mouvement et de la sensibilité s'étant aussi montrée très-efficace.

L'exemple suivant ne laisse aucun doute à cet égard.

« Un jeune homme se pendit dans sa chambre, et, d'un coup de pied, renversa une chaise sur laquelle il était monté pour attenter à ses jours. Effrayée du bruit qu'elle vient d'entendre , sa mère accourt, frappe à la porte , fait, pour l'ouvrir, tous ses efforts, et finit par l'enfoncer. Quel aspect ! Son fils avait , en apparence, cessé d'exister. D'une main elle soutient le corps , et , de l'autre, armée d'un couteau , elle coupe la corde, puis le porter dans son lit, le délivrer du fatal lien, essayer, avec des eaux spiritueuses, de le rappeler à la vie, furent pour cette mère infortunée l'affaire d'un instant.

« Ces secours paraissant inutiles, on appelle le docteur Janin. Son premier soin est de faire déshabiller le pauvre malheureux déjà presque froid. Ensuite on le couche sur le côté droit, la tête et la poitrine un peu élevées, et l'on s'occupe à le frotter partout avec des linges chauds imbibés d'eau-de-vie tiède, à lui souffler dans la bouche, à diriger la fumée de feuilles de tabac vers le fondement et les narines, et de temps en temps encore, vers celles-ci, l'esprit volatil de sel ammoniac.

« Plus d'un quart d'heure s'était écoulé sans que l'on eût la moindre lueur d'espérance.

« Après avoir donné au malade un lavement de tabac, on l'enveloppa de cendres chauffées en toute-hâte, et l'on continua de souffler dans la bouche, mais toujours avec beaucoup de peine, la langue étant sortie, et revenant en avant dès que l'on cessait de la contenir.

« Ce zèle reçut sa récompense : la chaleur se rétablit, les pulsations des artères temporales et les mouvements de la respiration se firent apercevoir, le visage devint moins livide, et la langue, moins gonflée, rentra dans ses limites.

« Saigné deux fois au bras droit en une demi-heure, le jeune sujet reprit ses sens, prononça quelques mots d'une manière peu distincte, mais un vomissement considérable lui rendit la parole, et dégagea la tête, auparavant très-souffrante.

« Quoiqu'il fût dans un assez bon état, on le fit rester sous les cendres pendant trois heures; il y transpira beaucoup; on lui fit prendre quelques cuillerées de vin d'Alicante, et, pendant trois jours, des bouillons légers pour toute nourriture.

« Sa santé s'est réparée peu à peu, et long-temps il a ressenti des douleurs de tête, des tintements d'oreille, des lassitudes, que les purgatifs sont enfin parvenus à dissiper. »

En méditant cette observation, il est permis de croire que tous les moyens dont Janin a fait usage se sont aidés mutuellement.

Mais revenons sur l'ordre dans lequel ils se présentent, et jugeons le mérite de chacun d'eux.

D'abord il s'agit de frictions propres à ranimer la chaleur de la peau, à réveiller la sensibilité des nerfs qui s'y trouvent en si grand nombre que certains anatomistes l'ont regardée comme une membrane nerveuse, à rétablir la circulation dans ses vaisseaux capillaires; puis de l'insufflation de l'air; puis encore de la fumée de tabac dirigée dans le fondement, de cette même fumée et de l'ammoniaque liquide, mis en contact avec la membrane pituitaire dont l'irritation, tant est grande l'influence de cette membrane et de ses nerfs, surtout de ceux qui siégent à la partie supérieure des fosses nasales, peut se communiquer au cerveau, au cœur, au poumon, etc.

A ces premiers moyens succèdent: 1° la décoction des feuilles de tabac prise en lavement; 2° le bain de cendres chaudes, à tort dédaigné par maint praticien, puisque déjà, dans l'exemple dont il s'agit, on pourrait en leur faveur revendiquer une part de succès; 3° enfin la saignée, très-souvent indispensable pour opérer le retour du sang de l'encéphale vers le cœur. Pourquoi donc Janin ne l'a-t-il

pas avant tout pratiquée, puisqu'elle aurait
pu remédier à la congestion cérébrale, et, par
cela même, empêcher l'apoplexie, qui, dans ce
cas, en serait la suite immédiate?

Pourquoi encore ces excitants capables de
la produire?

Enfin, pourquoi ce lit de cendres chaudes,
si l'une des premières indications n'était pas
le plus souvent de diminuer la raréfaction du
sang, et d'en affaiblir au moins les tristes
conséquences?

L'effet des premiers remèdes, et l'état du
malade avant la saignée, attestent qu'il avait
perdu cette chaleur ordinairement encore
existante quelque temps après la suspension,
et qu'il subissait toute l'influence de la soustraction d'une certaine quantité de calorique,
et le succès de la saignée prouve que le sang,
redevenu fluide, avait repris son cours.

Janin a donc agi d'une manière très-ration-
nelle, et puisse son traitement aider à sauver
des malheureux que le désespoir aurait aussi
portés à se pendre!

Le bain de cendres se trouvant réuni à
d'autres remèdes, dans l'observation de l'ha-

bile praticien, on pourrait lui contester le bien qu'il a fait ; mais, je le répète, les prodiges de ce bain employé seul étant avérés, pourquoi lui a-t-on attribué tout au plus la vertu d'un lit bassiné, ou d'étoffes de laine appliquées chaudes sur diverses parties du corps, tandis que la dissolution des sels contenus dans les cendres leur donne une activité singulière où me semble surtout résider leur puissance ?

Loin donc de les reléguer parmi les remèdes les moins utiles, j'en parle ici comme d'un moyen précieux qu'il faudrait aussi mettre en pratique.

Asphyxie par suffocation.

Tout obstacle à l'entrée de l'air dans le poumon peut occasionner cette asphyxie, et la rendre promptement mortelle.

« Une fève de haricot, sèche, qu'un enfant venait de mettre dans sa bouche, passa dans la trachée-artère, et presque aussitôt il avait cessé de vivre. La fève, posée transversalement à l'origine des bronches, la recouvrait tout à fait, et si étroitement, que, dans l'autopsie, on eut de la peine à l'en tirer. »

« Un homme avale précipitamment une tranche de gigot. Elle s'arrête dans l'œsophage, et bientôt il succombe à la plus douloureuse suffocation. »

Mais la mort quelquefois tarde plus à venir, et laisse au praticien habile le temps de sauver le malade.

En voici une preuve que N. Habicot a transmise, avec son nom célèbre, à la postérité.

« Un garçon de la campagne, âgé de quatorze ans, ayant vendu à Paris quelques marchandises, et reçu neuf pièces d'or, de peur des voleurs, les empaqueta dedans un linge qu'il avala ; mais, ne pouvant passer le détroit du pharynx ou gosier, la face lui devint si épouvantable et difforme pour l'enflure et noirceur d'icelle, que ceux qui l'accompagnaient le méconnaissaient ; de sorte que, l'apportant chez moi, ne pouvant lui faire dévaller ni attirer un tel obstacle dedans l'estomac, tant il était serré par l'enflure de la gorge ; considérant qu'il étouffait, après un bon pronostic, je lui

fis la bronchotomie, laquelle étant faite, il râ-
lait si impétueusement de la violence de l'air,
que cela épouvantait ceux qui étaient autour
de lui ; mais la tumeur et mauvaise couleur de
la face s'étant évanouies, les assurai de la vie ;
et nommément après que j'eus derechef introduit la sonde de plomb dans l'œsophage pour
achever de dévaller dans ledit estomac ce tampon, lequel, huit ou dix jours après, le rendit
par le siége, à diverses fois ; et son or ne fut
perdu, ni si aventuré que sa vie, qui lui fut
restituée par la plaie de la trachée-artère, de
laquelle il reçut prompte guérison. »

Le vomissement excité par la transfusion
n'a pas été moins efficace.

« Un soldat avait avalé un morceau de tendon de bœuf. Ce corps était resté au milieu de
l'œsophage. Le malade fut sur-le-champ attaqué de convulsions, et tomba à terre. On essaya
inutilement de pousser ce morceau de tendon
dans l'estomac. Les convulsions devinrent continues, le ventre se tuméfia, la face, les mains,
les pieds, devinrent froids, le pouls très-petit
et lent ; une sueur froide couvrit tout le corps.
Alors Kohler injecta, dans une veine du bras,

une solution de dix grains de tartre stibié. Au bout d'une demi-heure, il survint un vomissement violent. Le corps étranger fut rejeté au loin, et les accidents cessèrent. »

L'action du tartre émétique, et cette manière de l'administrer, me feraient craindre une toute autre issue, et le procédé d'Habicot, plus rationnel et plus certain, me paraîtrait bien préférable en pareille circonstance.

La première chose à faire, si le corps étranger se trouvait à l'entrée de l'œsophage, serait de chercher à l'attirer, soit avec les doigts, soit avec des petites pinces trempées dans l'huile; s'il était arrêté plus bas, on tenterait de l'extraire avec un fil d'argent, plié en anse par les deux bouts, pour empêcher que l'un n'échappât de la main qui, doucement, glisserait l'autre le long et au-dessous de l'obstacle, pour les ramener tous deux en même temps, soit encore avec une petite éponge bien fixée à une tige de baleine, enfermée dans un tuyau d'argent flexible, et, s'il résistait à ces diverses tentatives, il faudrait essayer, à l'aide de poireaux, de bougies étroites et longues, d'un stylet un peu gros, mousse et flexible, bien

huilés, bien dirigés, de le pousser dans l'estomac, pourvu néanmoins qu'il ne fût pas de
nature à porter le trouble dans cet organe.

Que d'exemples j'aurais à citer des tourments
affreux au milieu desquels on aurait, à grands
cris, appelé la mort, qui serait enfin venue les
terminer !

Les personnes accoutumées à mettre dans
leur bouche des épingles, des aiguilles, ou
tout autre corps dont le séjour dans les voies
digestives pourrait donner le même résultat,
profiteront sans doute de l'avertissement pour
se défaire de cette dangereuse habitude.

Cependant, mais bien rarement, ces mêmes
corps ont pu sortir avec les selles, sans entraîner le moindre accident.

D'autres, retenus dans le rectum, l'ont irrité,
enflammé considérablement, et si, pour en
donner la preuve, je m'écarte un instant de
mon sujet, c'est que je puis encore, par ce
moyen, espérer d'être utile.

« Un jeune homme de dix-neuf ans avait
avalé une assez grosse et longue aiguille, qui,
dans tout le trajet jusqu'à ce dernier intestin,
ne s'était presque pas fait sentir ; mais, arrivée

un peu au-dessous du colon, elle se pose en travers, pénètre les parois, et bientôt le malade éprouve la chaleur la plus vive, les douleurs les plus aiguës.

Immédiatement après un bain de siége, vingt-cinq sangsues furent appliquées autour de l'anus; ensuite, et avec beaucoup de précaution, j'introduisis dans le rectum une très-petite éponge imbibée d'un mélange de lait et d'eau de laitue, et posai sur toute la région externe un cataplasme de mie de pain, remplacé quelques heures après par la vapeur de la décoction émolliente employée à le faire.

La persistance des accidents m'obligeant à répéter la saignée locale, j'augmentai d'un tiers le nombre des sangsues. Cette application fut suivie d'une sorte de relâchement que je dus juger favorable à l'extraction de l'aiguille. En effet, saisie avec des pinces douces et bien huilées, elle cède à de légers mouvements, et, détachée de l'une des parois, est aussitôt retirée de l'autre, au grand soulagement du sujet, dont la guérison n'a pas été tardive. »

Mais je reviens aux corps étrangers qui se trouveraient arrêtés dans l'œsophage.

Si l'un d'eux résistait à tous les moyens dont on pourrait essayer pour l'en faire sortir, ou pour le faire descendre dans l'estomac, et si, de sa présence et de ces mêmes tentatives résultaient une forte inflammation, une suffocation imminente, au lieu de provoquer le vomissement à l'instar de Kohler, ou par la décoction de feuilles de tabac, que l'on voit, dans une observation de Tissot, avoir aussi fait rejeter le corps et sauvé le malade; au lieu même encore d'ouvrir la trachée-artère, on inciserait l'œsophage à l'endroit où le corps ferait saillie, et l'exemple suivant, consigné dans le savant *Traité de médecine opératoire* de Sabatier, atteste aussi le succès de l'œsophagotomie.

« Un particulier avait avalé un os d'un pouce de long sur six lignes de large. On fit diverses tentatives pour le faire tomber dans l'estomac; mais, ayant été infructueuses, et l'os se faisant sentir à gauche, le père Goursand se détermina à faire une incision sur ce corps étranger, dans la vue de procéder à son extraction. Cette opération ne fut suivie d'aucun accident notable. Le malade ne prit rien par la bouche pendant huit jours, et ses forces furent soutenues par des lavements nourrissants. »

La langue peut se gonfler au point d'intercepter le passage de l'air; mais si grand qu'ait été le danger, on a pu le faire disparaître avec une merveilleuse promptitude, témoin le fait cité par le docteur Ch. Desalleurs, dans sa classification des apnées, son premier hommage à la science médicale, et son premier titre à l'estime de ses concitoyens.

« M. Flaubert, alors médecin opérateur à Rouen, et depuis chirurgien en chef de l'Hôtel-Dieu de la même ville, pratiqua sur un paysan des environs l'opération que la glossite rend quelquefois très-pressante. La tuméfaction était effroyable, la langue dépassait de plusieurs pouces sa cavité, la déglutition était impossible, et l'asphyxie imminente. Il pratiqua sur la face supérieure de la partie malade des incisions profondes, qui la dégorgèrent promptement et la firent rentrer dans la bouche. En peu de jours elle revint à son état naturel, et l'on remarquait à peine à sa surface quelques légères lignes qui étaient la seule trace qu'avait laissée le bistouri. »

On voit que l'opération était inévitable. En effet, de quelque utilité que soient, généralement dans la glossite, les boissons délayantes, nitrées, laxatives, pouvait-on dans celle-ci les mettre en usage, puisque la langue obstruait le pharynx? Pouvait-on également recourir aux injections, aux gargarismes, sa grosseur excessive et son déplacement s'opposant à leur emploi? Quel bien aussi devait-on attendre des bains locaux, des lotions, des applications émollientes, des pédiluves, des bains entiers, de la saignée elle-même? Quel espoir, disonsnous, fonder sur tous ces moyens, à la vérité très-indiqués, et même très-efficaces dans les glossites ordinaires, mais trop faibles contre l'espèce dont il s'agit, trop lents pour la rapidité de sa marche, pour la grandeur du péril; et combien était digne d'éloges l'homme habile qui, à cette époque déjà, rappelait tous les talents, et partageait la gloire de ses prédécesseurs! Mais, et j'aime à le publier, ce triomphe n'était que le prélude d'une infinité d'autres qui lui font autant d'honneur qu'ils ont fait de bien à l'humanité.

La suffocation résulte aussi de tumeurs volumineuses contiguës aux voies aériennes qu'elles compriment fortement, et cette cause elle-même a cédé plus d'une fois au pouvoir de la médecine externe ; elle peut encore être l'effet d'une semblable pression exercée sur la poitrine.

« Le 15 août 1814, pendant la procession que tous les ans on faisait à l'occasion du vœu de Louis XIII, j'aperçus un mouvement extraordinaire sous les fenêtres de la maison où j'étais pour la voir passer, et fus de suite au secours d'un homme asphyxié par la compression qu'il éprouvait au milieu de la foule, à laquelle je m'empressai de le soustraire. Il n'offrait plus aucune apparence de sentiment et de mouvement ; ses membres étaient rétractés ; les muscles de la mâchoire inférieure, fortement convulsés, tenaient la bouche fermée de manière que je ne pus l'ouvrir ; la face était violette, la chaleur du corps plus grande que dans l'état naturel, et les voies alvines et urinaires décelaient, par certaines déjections, l'asthénie dans laquelle elles étaient tombées tout à coup.

« Le pauvre homme fut aussitôt placé sur une chaise, dans une cour très-aérée, et soutenu convenablement ; on le débarrassa de son col, de ses jarretières, et d'autres liens qui pouvaient s'opposer au cours du sang ; ensuite j'aspergeai d'eau froide le visage et la poitrine, j'essayai avec un soufflet, mis doucement en action, d'introduire par les fosses nasales de l'air dans le poumon, puis je présentai à ces mêmes ouvertures de l'alcali volatil, tandis que l'on frottait avec des linges imbibés d'eau vinaigrée les régions de l'estomac et du cœur.

« Au bout d'une demi-heure, et après la sixième insufflation, de plus longue durée que toutes les autres, le malade étend un peu les membres, ouvre la bouche, et pousse un cri. Je hasarde, avec ménagement, une simple cuillerée d'eau vinaigrée froide et sucrée : elle passe assez bien ; deux autres la suivent de près, et passent encore plus facilement : des nausées se manifestent ; je fais avaler au malade deux cuillerées à bouche d'eau légèrement salée. Tout à coup il rejette une grande quantité d'aliments, de glaires et de bile ; la connaissance et la parole lui reviennent, un bon vin vieux lui rend ses forces, et bientôt il a regagné le logis. »

La même anxiété du poumon a nécessairement lieu sous les ruines d'un édifice, ou sous un amas de terres éboulées qu'il faudrait s'empresser d'enlever, le moindre retard pouvant devenir funeste aux malheureux qui s'y trouveraient ensevelis. Hé ! combien, avec les prodiges de valeur opérés en ces tristes circonstances, avec les actes de générosité, de bienfaisance, qu'elles ont aussi fait naître, combien de noms honorables se confondent, et tous également dignes de notre admiration !

En effet, quelle rivalité de zèle, quelle intelligence de moyens, quelle abnégation de soi-même pour arriver à la délivrance de l'infortuné que la terre recèle dans son sein ! Ensuite, quelle sage précaution de ne pas l'exposer précipitamment à l'air extérieur dont l'action, trop stimulante dans l'état actuel de ses forces, pourrait tout à coup les détruire ! Quelle attention, en le déshabillant, à lui épargner la plus légère secousse, ensuite à visiter toutes les parties de son corps pour juger s'il n'y aurait pas quelque blessure à laquelle il fallût sur-le-champ porter remède, et quels soins de toute espèce indiqués déjà, et capables, en excitant les principaux organes, de leur donner une nouvelle existence !

Une cause encore bien redoutable de suffocation est la présence de cette fausse membrane qui se forme rapidement dans le vrai croup, phlegmasie des voies aériennes, ainsi nommée parce qu'elle étrangle le malade.

Une voix aiguë et glapissante, semblable au chant d'un jeune coq, une extrême oppression bientôt convertie en véritable suffocation, en sont les principaux caractères, et de tous les moyens employés à combattre cette cruelle maladie, ceux que, d'après l'expérience, on doit juger les plus efficaces sont : la saignée, les vomitifs, et les frictions mercurielles, habilement mis en usage.

L'introduction de corps étrangers dans la

bouche et dans les fosses nasales, s'opposant à celle de l'air dans le poumon, est aussi l'une des causes de suffocation, et leur extraction le premier remède. Tous les autres sont relatifs, et leur application sera faite ainsi que déjà nous avons eu l'occasion de le dire.

On peut également être suffoqué par l'air trop raréfié, dans une raffinerie, dans une étuve, au milieu d'un incendie, etc. L'exposition à l'air libre, des aspersions d'eau froide, l'insufflation, des boissons acidules, aussitôt que la déglutition permettra de les employer, constitueraient presque tout le traitement de cette asphyxie.

Le feu du tonnerre et le froid sont encore deux causes de suffocation, le poumon cédant à la commotion produite par la foudre dans toute la machine, et partageant avec elle l'engourdissement où la jette un froid excessif; mais on ne peut douter que, dans l'un et l'autre cas, pour l'ordinaire, la respiration ne cesse plus tard que certains autres actes de la vie.

Deux remèdes, l'urtication, et ce que l'on

appelle le *bain de terre*, ont, chacun en particulier, surtout celui-ci, fait disparaître le
terrible effet de la première cause.

Après avoir débarrassé de tous ses vêtements
l'asphyxié par la foudre, on l'étendra sur le dos
dans une fosse de six pouces de profondeur
en sus de l'épaisseur du corps (cette fosse sera
creusée, s'il se peut, dans un terrain meuble),
puis on le couvrira de quatre à cinq pouces
de terre extraite de la fosse, et l'on aura soin
de jeter souvent de l'eau froide au visage.
L'expérience a prouvé que, s'il reste encore
un peu de vie, l'asphyxié se ranime au bout
d'une à trois heures au plus ; mais il ne faudrait pas encore, après cet espace de temps,
perdre courage ; d'ailleurs n'oublions pas que
l'apparition des signes caractéristiques de la
mort peut seule nous avertir de ne plus compter sur rien.

À l'égard des asphyxiés par le froid, la première indication, sans contredit, est de les
réchauffer ; mais il faudra bien se garder de
les transférer dans un appartement dont la
température serait toute autre que celle de
l'air extérieur, et de les approcher du feu ;

cette transition subite du froid au chaud les ferait périr.

Le bain d'eau à la glace, ou simplement d'eau froide, le lit de neige, de cendres, de fumier, ont été proposés comme autant de moyens de rappeler la chaleur par degrés, et les fumigations de tabac, selon les propres expressions de Foderé, ont souvent remporté la victoire, lorsque tous les autres secours avaient été inutiles.

Parmi ceux que je viens de citer, le premier va témoigner hautement de toute son efficacité.

C'est le sujet d'une observation racontée par Oberlin, ce digne pasteur dont la vie fut un tissu de bienfaits.

« L'an 1776, Julienne Spenler, petite fille âgée de quatre ans, sortit du lit et de la maison pour ses nécessités. Cette fille était nue comme la main, car sa chemise était dans la lessive. Peu après elle voulut rentrer, mais le vent avait fermé la porte ; elle voulut crier, mais elle ne put rendre qu'un bourdonnement sombre. C'était en février, un jour où le froid avait considérablement surpassé celui de l'an

1740. Au bout de deux heures, l'oncle et la tante de cette orpheline, qui couchait à leurs pieds, s'apercevant, en s'éveillant, qu'elle n'y était plus, se levèrent et la trouvèrent enfin couchée dans la neige, et absolument gelée. Par bonheur j'avais enseigné à mes paroissiens, quelque temps auparavant, la manière de traiter les noyés et les gelés. L'ancien et le justicier du village de Belle-Fosse s'en ressouvinrent : ils firent remplir une huche d'eau et de glaçons, y mirent le corps, et versèrent continuellement de l'eau sur toutes les parties qui n'y trempaient point. Ils continuèrent pendant quelques heures, malgré tout ce que d'autres y trouvèrent à redire, et eurent la satisfaction qu'enfin, après quelques signes de vie, l'enfant tout à coup se tourna soi-même machinalement dans la huche, pour tremper le côté du corps qui était resté au-dessus du niveau de l'eau. Les doigts des pieds avaient sans doute été exposés trop longtemps hors de l'eau à l'air tempéré ou chaud de la chambre, car, dès qu'elle fut revenue à elle, elle se plaignit de douleurs insupportables. On la soulagea en frottant ces parties avec de la graisse de renard ; elle fut entièrement rétablie, et il ne lui resta de ce malheur que des pieds un peu faibles, et des douleurs aux pieds quand le temps veut changer. »

Cet exemple, où l'on voit l'eau à la glace triompher, même des fautes que l'on aurait commises en négligeant d'y plonger le corps tout entier, et d'observer la précaution si importante de ne pas l'exposer à l'action de la chaleur la plus légère, laisse encore moins de doute sur sa vertu spécifique, autant de fois qu'elle sera secondée, dans son premier effet révivifiant, par les frictions propres à redonner aux membres leur souplesse, à toute la surface du corps sa sensibilité, au poumon l'exercice de ses importantes fonctions, car on sait qu'il est tout à la fois l'organe essentiel de la respiration, et l'un des principaux émonctoires de l'économie animale ; enfin, par de légers cordiaux, s'il est possible de les faire avaler, et par une chaleur graduée, s'il en était encore besoin : mais aisément on devine que les soins uniquement dirigés par la plus ardente philanthropie ne pourraient suppléer à l'expérience du médecin, si naturellement porté lui-même à soulager son semblable.

La suffocation la plus effrayante peut encore être incontinent déterminée par la goutte.

« Un sexagénaire, affecté de cette maladie, veut, contre mon avis, essayer d'un topique répercussif. Soudain il étouffe, il va périr ; mais aussitôt appliqués aux membres inférieurs, deux sinapismes et un large vésicatoire y rappellent le principe qui les avait brusquement désertés, et le malade est sauvé. »

Dans les exemples que je viens de rapporter, on a vu l'art de guérir et l'amour de l'humanité se prêter un mutuel appui, et, nobles rivaux l'un de l'autre, surmonter les plus grands obstacles.

Ne désespérons donc jamais de la conservation des malades ; attendons-la toujours de notre empressemment à les secourir.

Asphyxies gazeuses, dites négatives.

Les gaz azote, oxygène, acide carbonique, forment l'air atmosphérique, et tous les chimistes sont d'accord sur cette composition ; mais ils diffèrent entre eux sur les proportions des deux premiers, les uns faisant entrer sur cent parties en volume l'azote pour soixante et douze, et l'oxygène pour vingt-huit ; les autres, l'azote pour soixante et dix-neuf, et l'oxygène pour vingt et une ; tous, par conséquent, ne tenant aucun compte du gaz acide carbonique, qui, en effet, est dit par le docteur Parent-Duchâtelet y figurer pour quelques millièmes seulement, et, par Orfila, pour ainsi dire imperceptiblement.

Ces principes ainsi combinés servent à notre existence, tandis que chacun d'eux isolément tendrait à nous détruire.

L'air que nous respirons rend, à l'analyse, la même quantité d'azote, mais il a perdu deux ou trois centièmes d'oxygène remplacés par deux ou trois autres de gaz acide carbonique, d'où il résulte que plus il y a d'oxygène absorbé, de carbone et d'azote exhalés, plus l'air devient irrespirable. C'est l'effet certain de la réunion d'un très-grand nombre d'individus dans un lieu clos ou trop étroit, et mal éclairé, mal aéré.

« Cent quarante personnes furent enfermées dans une chambre de vingt pieds carrés, et n'ayant que deux petites fenêtres. Après six heures, quatre-vingt-seize étaient déjà mortes; après douze, quand on ouvrit la prison, vingt-trois seulement, encore vivantes, annonçaient dans tous leurs traits la violence de la lutte qu'elles avaient supportée. »

Cette asphyxie, dite gazeuse négative, a cependant été promptement suivie de la mort.

Cette autre, appelée du même nom, et produite à la fois par l'acide carbonique, l'oxyde de carbone et l'hydrogène carboné, se termine encore plus vivement de la même manière, témoin le fait suivant cité par Gardanne, et l'observation dont Foderé a perpétué le souvenir, en l'insérant dans sa *Médecine légale*.

« Un boulanger de Chartres perdit ses deux fils, sa femme et sa servante, dans une cave où il avait imprudemment entassé de la braise de son four. Deux de ses voisins y périrent pour avoir été au secours de ces infortunés. Une circonstance remarquable, c'est que la servante, retirée de la cave par le moyen d'un croc, respira quand elle fut en plein air ; mais on la saigna tout de suite, et elle mourut sur-le-champ. »

« Dans le mois d'avril 1806, une famille de sept individus fut asphyxiée à Marseille, hors la barrière Saint-Victor, par la vapeur d'un four à chaux que l'on faisait brûler clandestinement dans la cour de la maison, vapeur qui s'était introduite par la porte et les fenêtres. De ces sept individus, deux seuls furent sauvés. Tous avaient cherché à fuir la mort, en désertant la maison ; et, comme l'accident était arrivé pendant la nuit, on en trouva, sur l'escalier et sur le seuil de la porte, une lampe à la main, et dans l'attitude de fuir ; mais le gaz délétère leur en avait ôté la force et les moyens. »

On pourrait donc appeler positive l'asphyxie produite par chacun des principes gazeux que nous venons de signaler, puisque l'action des gaz proprement dits léthifères a quelquefois été moins subite ; mais si l'on considère que cette action est essentiellement vénéneuse, qu'elle tient à la propriété souverainement meurtrière du gaz respiré, on croira devoir admettre une distinction d'autant plus exacte, qu'il en résultera, pour ces diverses asphyxies, un traitement plus rationnel et plus certain.

Les principaux symptômes de l'asphyxie par la vapeur du charbon sont, d'abord, une grande pesanteur de tête, des bourdonnements, des vertiges, des bâillements, des soupirs, une sorte d'engourdissement général, un serrement de gosier et de la poitrine, des palpitations, des hoquets, des nausées, des vomissements, et bientôt déjections involontaires, coma profond, gonflement de la langue, vivacité des yeux, rougeur et lividité de la face, nullité apparente des mouvements du poumon et du cœur.

Si l'on ajoute à ces mêmes symptômes la presque vacuité du système artériel, l'engorgement de toutes les veines occupées par un sang noir et très-coulant, la couleur violacée des membranes muqueuses, une chaleur générale et de longue durée chez la plupart des victimes de l'asphyxie dont il s'agit, on concevra facilement que, si l'on arrivait toujours assez tôt, il serait possible d'y remédier, en redonnant au sang ses qualités primitives, et en lui faisant reprendre son cours ordinaire, à l'aide de l'air atmosphérique, et des aspersions d'eau froide.

« Une pauvre fille venait d'être asphyxiée par la vapeur du charbon. Je m'empressai de la faire exposer à l'air extérieur, et répandis sur son corps beaucoup d'eau froide. Peu de temps après s'opéra la résurrection que j'étais impatient d'obtenir. »

Foderé signale avec raison le danger de ces affusions, si le corps était froid. Dans cet état de choses, il faudrait recourir aux cordiaux, aux frictions, etc., comme le fit Ambroise Paré chez deux hommes qu'il a rendus à la vie.

« Je fus appelé, dit ce grand praticien, avec M. Gréaume, docteur régent en la Faculté de médecine, en la maison de M. Duhamel, avocat en la cour du parlement, à Paris, pour visiter et faire rapport de deux siens serviteurs, l'un clerc et l'autre palfrenier, lesquels on estimoit être morts, parce que, outre ce qu'il n'y avoit aucune apparence de pouls en eux, ils avoient

une froideur universelle de tout le corps, sans
parler et sans mouvoir aucunement, ayant au
reste la face teinte de couleur plombine, de
fait que lorsque je les pinçois ou tirois le poil
rudement, ils n'en sentoient rien, tellement
que tous les assistants les estimoient être
morts. Mais la dispute étoit sur la façon de
mort : car ledit Duhamel disoit iceux avoir été
étouffés ; autres pensoient qu'ils se fussent
meurdris l'un l'autre ; autres philosophoient
iceux avoir été surprins d'apoplexie. Je demandai s'ils avoient point fait du feu de charbon, à quoi un chacun me répondant n'en
savoir rien, ledit Duhamel preste l'oreille à ce
propos, et s'avança lui-même de chercher en
leur étude (qui étoit fort petite et bien close),
où il trouva sous la table une grande terrine
où il y avoit encore quantité de charbon non
du tout bruslé. Quoi veu, fut de tout conclu
et arrêté que la cause de tel désastre ne pro-
venoit d'ailleurs que de la fumée maligne du
charbon ardent, qui les avoit ainsi assopis et
estouffés. Par quoi, leur ayant posé la main sur
la région du cœur, et par le petit battement
qui s'y apercevoit, ayant cognu iceux être en-

core en vie, fut advisé de les secourir promptement. Pour à quoi parvenir, on leur fit, par
artifice, ouvrir la bouche qu'ils tenoient fort
close, et les dents serrées, en laquelle, tant
avec une cuiller qu'avec une seryngue, on jeta
de l'eau-de-vie rectifiée, en laquelle on avoit
fait dissoudre de la thériaque pour la leur faire
avaller. Lors ils commencèrent à se mouvoir
et jeter certaines humeurs visqueuses, tant
par la bouche que par le nez, puis commencèrent à raller. Adonc on leur fit avaler des
médicaments vomitoires, et bonne quantité
d'oxymel, afin qu'ils fussent contraints à rendre gorge, ce qui advint, et jetèrent du phlegme
visqueux, de couleur jaune, avec sang spu-
meux. Pareillement leur fut jeté, avec un tuyau
de plume d'oie, dedans le nez, de la poudre
d'euphorbe, et par ce moyen tôt après éter-
nuèrent et jettèrent une grande quantité d'humeur gluante. A quoi ils furent encore davantage esmus par de l'huile de menthe tirée
par quintescence, leur en étant frotté le palais,
voire jusqu'au gosier, d'une plume graissée de
quelques gouttes de ladite huile. Au reste, leur
fut pourvu par frictions faites aux bras, cuisses

et jambes, et le long de l'épine du dos ; aussi par clystères âcres et forts, par le moyen desquels se déchargea leur ventre copieusement, et lors commencèrent à parler et revenir à soi, et à boire et manger, et retourner à leur naturel peu à peu. »

On vient de voir le premier remède employé par Ambroise Paré ranimer les deux asphyxiés, parce qu'il y avait un refroidissement général ; mais en d'autres circonstances où l'on aurait à diminuer la raréfaction, le volume du sang, les boissons rafraîchissantes, seraient avant lui spécialement indiquées.

Aussi, disais-je dans mon *Précis de médecine légale :* « L'air et l'eau ne sont pas les seuls agents que l'on puisse utilement opposer à l'acide carbonique que laissent échapper le vin, le cidre, la bière en fermentation ; tous les acides, et surtout l'acétique en boisson, en lavements, en lotions, étendu dans beaucoup d'eau froide, ont également été fort utiles. »

Cependant, même aidés de l'exposition à l'air, de son insufflation, de l'eau froide abondamment versée sur toutes les parties du corps, ils pourraient aussi paraître inefficaces.

Alors il faudrait saigner, et, selon Portal, ouvrir la jugulaire : en effet, dans le même cas
de congestion encéphalique et de chaleur ex-
trème, Louis en a, je le répète, agi de la sorte
avec un plein succès.

Néanmoins Vitet n'a-t-il pas eu raison de
dire que l'on parviendrait, en général, plus sû-
rement à dégager la tête et la poitrine, en
saignant d'abord au bras, puis en appliquant
des sangsues aux cuisses, jusqu'à ce que le
malade ait été rappelé complétement à la vie?

Parmi les remèdes indiqués contre les effets
de la vapeur du charbon, l'ammoniaque liquide est un des meilleurs sans contredit.

Gardanne, aussitôt que la déglutition com-
mençait à se faire, donnait par cuillerée à café,
à demi-quart d'heure de distance d'une cuillerée à l'autre, le mélange de trente gouttes d'alcali fluor et de six cuillerées à bouche d'eau-
de-vie.

Après en avoir proposé l'usage contre le
choléra, dans son mémoire chimico-médical,
G. Dubuc, qui nous a laissé tant d'autres preuves de ses talents et de son zèle pour le bien
public, ajoute : « Nous-même en avons éprouvé

de bons effets, quand nous faillîmes être empoisonné par le gaz délétère que nous respirâmes dans un local chaud où il y avait plusieurs cuves en fermentation. »

Ainsi, à la dose de cinq à six gouttes dans une tasse d'eau froide, sucrée avec quelques pastilles de menthe, l'alcali fluor a triomphé de l'action si souvent meurtrière de la vapeur du charbon ; et j'insiste à dessein sur ce point, le même remède pouvant encore opérer plus d'une fois le même effet.

Ne sait-on pas que, surtout dans l'hiver, une infinité de personnes courent le danger d'être frappées par l'oxyde de carbone qu'entretiennent un grand feu dans les salons, ou du charbon, de la braise toujours brûlants dans des réchauds ou des chaufferettes, en des lieux étroits, bientôt devenus funestes par la présence du gaz dont il s'agit ?

Combien donc pourrait être fréquente l'occasion d'appliquer les secours énoncés précédemment !

Enseigner à prévenir l'effet de la vapeur du charbon est un autre service que je dois m'em presser de rendre.

Le préservatif est fort simple : il consiste à tenir de temps en temps ouvertes les portes et les fenêtres de l'endroit où ce gaz s'exhale, et dans cet endroit des vases pleins d'eau, de l'eau asperger quelquefois, l'oxygène de l'air et de l'eau suffisant pour le purifier.

Un ventilateur utilisé à propos dispenserait de tout autre soin.

L'acide carbonique se dégage aussi des fleurs les plus agréables à l'odorat, et c'est encore lui qui commence par altérer, et finit par rendre méphitique l'air des appartements dans lesquels on a l'imprudence de s'enfermer avec elles.

« Une femme a été trouvée morte dans son lit, sans que l'on ait pu soupçonner d'autre raison de ce triste événement que les exhalaisons d'une grande quantité de lis fleuris qu'elle avait gardés dans sa chambre. »

« Des fleurs de violette ont également fait périr une jeune Allemande avec tous les symptômes d'un poison narcotique. »

Les fleurs odoriférantes, parmi lesquelles je cite encore l'hyacinthe, la jonquille, la tubéreuse, la giroflée, le lilas, le muguet, le chè vrefeuille, le jasmin, l'œillet et la rose, parce que, en général, on les fait servir à parer sa demeure, ne doivent pas nous être suspects seulement à cause de l'acide carbonique qui s'en échappe avec abondance, comme de toutes les autres parties vivantes des végétaux, mais aussi par l'odeur qu'elles ne cessent de répandre.

Cependant, ainsi que l'a fait remarquer Orfila, et, après cet habile chimiste, Hippolyte Cloquet, dans son excellent traité de l'olfaction, l'effet des particules odorantes est relatif, et dépend de l'idiosyncrasie et de la plus ou moins grande susceptibilité nerveuse.

Ainsi, dans les fleurs dont j'avertis de se méfier, deux causes, le dégagement de l'acide carbonique, et la volatilisation d'une huile essentielle principe odoriférant, peuvent concourir à notre perte; et que l'on ne m'oppose pas l'impunité de quelques individus restés, pendant des nuits entières, sous l'influence de ces émanations sans en avoir éprouvé la moindre atteinte, car il est encore plus incontestable que le contraire aurait lieu presque toujours.

Mais si des fleurs odorantes réunies en très-grand nombre dans un appartement, même aéré, exercent sur les nerfs une action pénible, en revanche, ces mêmes fleurs, quand les exhalaisons en sont douces et légères, les raniment et nous pénètrent de sentiments délicieux.

On pourrait donc, avec la simple précaution de n'admettre dans son logement qu'une quantité de fleurs relative à l'espace qu'il occupe, et d'y laisser un libre accès à l'air extérieur, respirer les odeurs les plus suaves, sans encourir le moindre risque pour sa santé, pour sa vie.

Malgré tout, je ne puis m'empêcher de craindre que bien des personnes ne veuillent encore, avant de renoncer à l'habitude qu'elles auraient de vivre au milieu d'une atmosphère trop embaumée par l'arome des fleurs, en avoir elles-mêmes reconnu le danger par de violents maux de tête et d'estomac, par le trouble de la vue, par l'engourdissement des membres, par une forte propension au sommeil, des palpitations, de l'oppression, et autres symptômes également précurseurs de l'asphyxie.

Mais qu'elles sachent et se gardent bien d'oublier que celle-ci pourrait se manifester même sans l'apparition d'un seul de ces divers signes, et leur faire subir à toutes la peine de leur insouciance et de leur incrédulité.

***

Asphyxies gazeuses positives.

Les principes qui les déterminent ne sont pas, comme ceux qui précèdent, seulement impropres à la respiration, et seulement, à cet égard, capables d'entraîner la ruine de tous les organes en les tenant sous l'influence stupéfiante, et bientôt léthifère, du sang veineux; ils peuvent encore, au premier contact et par une action spéciale et directe sur le système nerveux, éteindre le flambeau de la vie.

Tels sont, entre autres, dans les égouts, dans les fosses d'aisance, etc., l'hydrosulfate d'ammoniaque et l'hydrogène sulfuré.

Quelquefois, et certainement alors, ces gaz n'avaient point encore frappé les nerfs du poumon, ni été absorbés par ses vaisseaux lymphatiques; quelquefois, dis-je, à ces mêmes conditions, il a suffi, pour guérir l'asphyxié, de l'exposer au grand air, après l'avoir dégagé de ses vêtements, de l'asperger d'eau froide et de vinaigre, de le frotter avec une brosse un peu rude, et de lui faire avaler de l'huile et de l'eau-de-vie, etc. Mais, en général, on est obligé de chercher à neutraliser sur-le-champ les mofettes dont il s'agit pour sauver le malheureux qu'elles viendraient d'atteindre ; et gardons-nous bien de nous placer en face de lui, pour ne pas respirer la vapeur infecte qui s'exhalerait de sa bouche.

Le vinaigre, que Janin proclamait le seul vainqueur du méphitisme, a été, par les expériences du célèbre Hallé, réduit à sa juste valeur.

De ces expériences est sortie la preuve indubitable que le vinaigre se bornait à masquer l'odeur des vidanges, « par conséquent, ajoute Hallé, ne saurait être qu'un moyen très-accessoire de diminuer les désagréments qu'elle peut causer aux travailleurs, d'autant plus que si on venait à l'employer avec moins de ménagement et plus de profusion que ne l'a fait Janin, il ne serait pas exempt de danger ; car il est démontré que, jeté en abondance sur la matière, il en dégage par une forte effervescence une grande quantité d'acide crayeux non respirable, et capable de causer des asphyxies, même dans une fosse qui ne serait pas plombée. »

Mais, disons, à la louange de Janin, que si, relativement à la dépuration des fosses d'aisance, il s'est laissé, par de fausses apparences, induire en erreur, en revanche il a, mieux que qui que ce fût, mis en évidence l'extrême utilité du vinaigre chez les personnes tombées en syncope, ou asphyxiées négativement, et pouvant être, à l'aide de cet acide et de l'air atmosphérique, rappelées à la vie.

Pour neutraliser, dans les égouts et dans les fosses d'aisance, les gaz que j'ai nommés, et qui surtout en occasionnent le méphitisme, on a proposé divers moyens chimiques sur lesquels paraissent l'emporter les chlorures de chaux et de soude.

A l'aide du premier, Labarraque a purifié la fosse de sa maison, et, par le chlorure de soude, il a guéri un individu qui venait d'être

frappé par les émanations des matériaux retirés d'un autre lieu d'aisance.

« Vainement, dit cet habile chimiste, j'ex-
posai sous le nez du malade du vinaigre, de
l'éther, de l'ammoniaque très-concentrée.

« Le pouls était assez fort, mais fuyant sous
le doigt pour renaître peu après; il y avait une
roideur excessive des membres, puisque les
pieds se trouvaient au niveau du tronc placé
sur une chaise; les bras étaient tendus et roi-
dis, presque froids; la tête jetée en arrière;
les veines du cou très-apparentes; la face violacée ainsi que les lèvres, qui étaient très-gon-
flées; les yeux fermés; en soulevant les paupières, on les voyait ternes et immobiles; la
respiration semblait nulle. J'étais pourvu de
chlorure d'oxyde de sodium concentré. Je con-
naissais la force désinfectante de cet agent, et
je savais qu'en supposant la respiration presque nulle, l'affinité du chlore pour le gaz
fétide étant très-forte, même à de grandes distances, il serait possible que le gaz hydrosul-
furique qui comprimait le jeu des poumons,
et qui aurait anéanti la vie s'il eût été absorbé,

fût détruit. Je savais aussi que le chlore avait été absorbé dans de semblables asphyxies, et qu'on en avait obtenu des succès trop souvent suivis d'irritation de poitrine, ce qui ne peut pas arriver en respirant les chlorures. J'imbibai donc une serviette de ce chlorure, et la mis sous le nez du malade, qui poussa un gémissement aigu et plaintif d'un caractère particulier : la roideur des membres cessa ; au même moment les yeux s'ouvrirent pour se refermer peu de secondes après. La roideur tétanique avait reparu avec son cortége effrayant ; j'avais retiré trop tôt le chlorure de dessous le nez du malade. Je revins aux excitants sans en éprouver aucun effet sensible, et, pour la seconde fois, je mis le linge bien imbibé de chlorure sur la bouche et sous les narines de l'asphyxié. Je vis, dans moins d'une minute, la roideur des jambes cesser ; le malade poussa un cri perçant, mais cette fois, ce cri fut étouffé par le linge imbibé de chlorure. Une forte inspiration a eu lieu ; l'air, pour pénétrer dans les poumons, fut forcé de traverser ce linge : il se chargea de chlore saturé d'eau ; le visage reprit l'état naturel. On administra deux cuillerées d'une potion éthérée, et l'ouvrier fut en état de reprendre son travail. »

Cette observation, que je ne fais suivre d'aucune autre pour ne pas inutilement multiplier les citations, est précieuse; on y voit bien prouvée la vertu du remède auquel n'a pu résister le méphitisme le plus redoutable, et que le succès de ce remède peut encore tenir à la manière de l'administrer.

Ainsi le chlorure d'oxyde de sodium, employé presque aussitôt après l'événement, a triomphé de la mort, et le chlorure d'oxyde de calcium a désinfecté une fosse d'aisance.

On devra donc, dans les mêmes circonstances, tâcher aussi de faire, avec l'un et l'autre gaz, succéder à la corruption, à ses tristes effets, la pureté de l'air et la vie.

Asphyxie par paralysie du poumon.

Dans l'asphyxie dont il s'agit, ce n'est point au défaut d'air, ce n'est point à ses altérations que l'on cède, puisqu'il se présente au poumon avec toutes ses qualités, et la manière dont le sujet périt en cette circonstance explique celle qui le faisait exister.

La respiration se compose de phénomènes mécaniques et chimiques.

Aux premiers appartiennent l'entrée, la sortie de l'air, et le jeu des puissances destinées à les exciter, à les entretenir.

Aux seconds, la perte de l'oxygène éprouvée par l'air inspiré, et la coloration en rouge et subite du sang veineux, dès lors artérialisé, dès lors en possession de porter dans toutes les parties du corps la chaleur et la vie.

L'accomplissement de l'admirable fonction respiratoire atteste toute l'influence de la sensibilité exquise que le poumon reçoit principalement des pneumogastriques ; mais cette sensibilité peut être entravée, altérée, détruite, indépendamment d'autres causes, par une sorte de pléthore d'où résultent la compression des rameaux nerveux de l'organe pulmonaire, leur engourdissement, leur inaction qui le rend, à son tour, incapable d'agir, par conséquent, d'absorber l'air et de lui enlever sa partie vitale, pour l'employer derechef à se revivifier lui-même.

Alors, plus de conversion du sang veineux en artériel, et bientôt asphyxie, à laquelle, peut-être, les agonisants succombent dans la plupart des maladies.

Nul doute que, dans ces cas extrêmes, l'insufflation, les frictions générales, les applications irritantes, etc., n'aient été mises en usage, et ce serait encore à cette médication qu'il faudrait recourir, dût-on ne tirer qu'un seul malade des bras de la mort.

CHAPITRE II.

SYNCOPE.

La syncope n'est point une maladie dans laquelle, comme on l'a dit, l'action du cœur cesse entièrement pour quelque temps, mais seulement cette action réduite au point qu'elle ne puisse tomber sous les sens.

La syncope est idiopathique, lorsqu'elle résulte de certaines affections de l'organe essentiel de la circulation et de ses dépendances ;

Elle est symptomatique, quand elle succède à la disparition subite de phlegmasies musculaire, arthritique, etc.; d'éruptions miliaire, scarlatine, rubéoleuse, varioleuse, érysipélateuse, etc.; d'abcès dont la matière n'aurait pas d'issue ; à la suppression d'anciens ulcères et autres écoulements habituels ; à la répercussion des virus herpétique, psorique, etc.; à des

hémorrhagies spontanées ou artificielles ; à
des évacuations nécessitées par l'empyème,
l'hydrothorax, l'ascite, etc. ; à des superpur-
gations, des sueurs profuses, des débordements
semblables à ceux du choléra ; à la vacuité de
l'estomac, à sa plénitude, etc. ; à la compression du cerveau, du cœur, du poumon, et de
tous les viscères abdominaux ; elle peut se manifester dans toute espèce de fièvre, mais surtout on l'observe dans celle dont elle semble
constituer le caractère, et qui, par cette raison, est appelée syncopale ;

Elle est sympathique à la suite d'une chute
grave, d'un coup porté avec violence, et dans
l'otalgie, l'odontalgie, la cardialgie ; dans les
fortes tranchées ; dans le trouble occasionné
par les vers ; dans la douleur d'une opération ;
dans les vives affections de l'âme, surtout dans
l'impression que lui ferait éprouver l'image
réelle ou fictive de certains objets qu'elle aurait en horreur ; dans la simple piqûre d'un
filet nerveux, et même, a-t-on dit encore, jusque dans le seul froissement des doigts ; dans
l'hystérie, dans l'épilepsie, dans l'hypochondrie, etc. ; dans la paralysie des nerfs qui se

rendent au cœur, et à laquelle, chez les sujets
où l'on ne découvre aucune cause sensible, il
faut attribuer, suivant Morgagni, la syncope
qui a précédé la mort.

Georget, trop tôt enlevé à la science dont
il était l'ornement, atteste n'avoir jamais observé dans l'hystérie de syncopes simulant la
mort, et qui durassent sans signes de sentiment, de mouvement, de respiration, de circulation, mais seulement avoir vu des malades
qui éprouvaient des faiblesses, des pertes ou
semi-pertes de connaissance pendant quelques
minutes, souvent avec persistance de l'action
du poumon et du cœur.

D'autres praticiens, au contraire, ont cité
plusieurs femmes n'ayant eu, pendant quelques jours, ni connaissance, ni sentiment, ni
mouvement, et qu'enfin on avait jugées mortes.

L'accès hystérique peut donc se terminer
par la mort apparente, qui, j'espère, ne sera
plus l'occasion de la moins excusable et de la
plus funeste des erreurs.

Chez les femmes d'une constitution nerveuse, la cause la plus légère peut déterminer

l'hystéricisme, auquel néanmoins sont encore plus sujettes celles d'un tempérament sanguin et robuste.

Cullen a dit, avec raison, que l'on avait attribué à l'hystérie tant de symptômes, qu'il était extrêmement difficile de la définir, et pourtant, cette difficulté disparaît devant la définition qu'il en a donnée lui-même.

Mais, avant Cullen, Frédéric Hoffmann, isolant l'hystérie de cette foule de phénomènes morbides qui la faisaient confondre surtout avec l'affection hypochondriaque, a signalé comme symptômes caractéristiques de l'accès hystérique : cette sorte de boule qui semble se mouvoir dans l'hypogastre, de là, se porter à l'estomac et s'élever jusqu'au gosier ; le froid glacial qui se fait sentir, notamment dans les lombes, et dans les membres plus ou moins convulsés souvent en même temps que la tête et le tronc ; la rétraction et l'enfoncement de l'abdomen ; cette douleur occupant un seul point de la tête, et que sa violence et son peu d'étendue font appeler clou hystérique ; enfin la perte du sentiment et du mouvement plus subite et plus fréquente que dans l'hypochondrie.

Je n'ai vu que chez deux hystériques pléthoriques, âgées, l'une de trente-cinq, l'autre de quarante ans, le mouvement, cité par Cullen comme très-ordinaire, d'un bras et d'une main frappant la poitrine à coups redoublés ; et ce mouvement, que l'on ne pouvait empêcher, perdait au moins une partie de son effet, à l'aide de couvertures que j'avais fait mettre et tenir bien appliquées sur le corps de ces pauvres femmes, que plusieurs saignées générales et locales aux extrémités inférieures, de simples délayants, un régime végétal. ont guéries, la nature du traitement étant en harmonie avec celle de la cause hystérique.

L'hystérie me paraît devoir être exclusivement rapportée à l'utérus, ne tirer son origine et ne dépendre que de l'affection de cet organe, et le désordre survenu dans tous les autres ne pouvoir être regardé que comme l'effet de l'influence sympathique qu'il exerce sur eux.

Le fait suivant appuiera mon sentiment. Je laisse à M. Morel père, médecin à Dieppe, le soin de le raconter lui-même.

«Marguerite Mauger, femme Le C...., de

Braquemont, d'un tempérament bilioso-san-
guin, enceinte et près d'accoucher, tomba tout
à coup dans une faiblesse qui fit croire à tous
les assistants qu'elle était morte. On proposa
l'ouverture du corps, dans l'espoir de sauver
l'enfant. L'un des parents étant venu m'infor-
mer de l'événement et de l'idée qu'il avait fait
naître, je le renvoyai de suite, et fus arrivé
chez la malade presque aussitôt que lui. Je
trouvai la famille en pleurs, et la femme dans
son lit avec perte de connaissance, absence du
pouls et de la respiration, rigidité convulsive
générale, mais conservant encore un peu de
chaleur. Je la saignai sans obtenir une seule
goutte de sang; je lui fis plusieurs piqûres
auxquelles elle parut insensible, lui frottai le
nez avec du fort vinaigre, toutes les parties du
corps avec des linges chauds, recommandai
bien de répéter ces frictions, et de lui laisser
la figure découverte.

« Les trois jours suivants, même insensibilité,
mais les membres étaient un peu flexibles, et
je crus aussi distinguer quelques mouvements
du cœur.

« Dans la nuit du 4 au 5, la garde remarqua

des mouvements convulsifs aux lèvres seulement; quelques heures après, ces convulsions augmentèrent, et la malade, sans aucun aide, accoucha d'un enfant mort et putréfié. J'en fus instruit, et de suite allai la voir. Sa position me parut encore plus désespérée que la première fois, car au milieu de la suppression apparente de toutes les fonctions, la pauvre femme n'offrait plus d'autre chaleur que celle des linges bien chauds avec lesquels on frottait toute la surface du corps, et dont ensuite on avait grand soin de l'envelopper. J'appliquai des vésicatoires aux jambes; le lendemain le pouls se fit un peu sentir; la malade ouvrit les yeux, put avaler une cuillerée d'eau sucrée, et, pendant trois semaines, elle est restée dans le même état, ne prenant que quelques cuillerées d'eau et de vin sucrés; puis la connaissance et la parole lui sont revenues; la déglutition a été plus facile; peu à peu la santé s'est rétablie, et deux fois depuis sa résurrection, la femme Le C... est accouchée très-heureusement. »

L'observation du docteur Morel a beaucoup de rapport avec celle de Rigaudeaux. Ces deux habiles praticiens, appelés dans les mêmes circonstances, ont acquis, en évitant le même écueil, et par leur empressement à secourir l'humanité, un droit égal à l'estime publique.

Je reviens sur le tétanos éprouvé par la femme Le C..., pour faire observer toute la force qu'il peut contracter dans l'accès hystérique.

L'excellente monographie de Maisonneuve sur l'épilepsie ne contient pas une seule observation où la roideur de tout le corps existe à ce très-haut degré.

L'épilepsie que, deux fois, j'ai vue se revêtir des fausses apparences de la mort, conséquemment ne plus offrir cette couleur du visage, ces mouvements de la respiration, ces battements du pouls, qui la font aisément distinguer d'avec la syncope, vient ici se placer naturellement.

L'épilepsie est surtout caractérisée par la perte subite et totale du sentiment, et par des convulsions dont en vain j'essayerais d'exposer toutes les variétés.

De ces convulsions, les unes sont légères, les autres assez fortes; d'autres enfin sont violentes au point de rendre le pauvre malade horrible à voir.

Aucun âge n'est exempt de l'affection épileptique ; mais ceux de l'enfance et de la puberté le sont bien moins que les deux derniers de la vie.

L'épilepsie , très-anciennement appelée maladie divine , d'après l'idée qu'elle provenait de la colère céleste , est impénétrable dans sa nature organique.

La durée la plus ordinaire de ses accès est au plus d'une demi-heure , et la plus longue, en général, de trois à quatre heures.

Ils se manifestent à des espaces de temps très-inégaux.

Les uns reviennent après quelques semaines, quelques mois, même après une année entière ; les autres ne laissent entre eux que l'intervalle de quelques jours ou d'un seul, de quelques heures ou de quelques minutes, même de quelques secondes , et cette brièveté n'est pas une affaire de tradition pour moi qui les ai observés se succédant à ce point qu'il m'était difficile de les compter.

Ils peuvent arriver sans aucun indice précurseur ; mais, selon les remarques que, en 1815, médecin en chef de l'hospice général de Rouen, j'ai, dans cet hospice, été à portée de faire, je dois croire cette invasion soudaine plus rare que ne l'ont dit certains auteurs.

Chez quelques épileptiques, elle s'annonçait par une assez forte démangeaison au front, avec picotement des yeux et larmoiement, par un sentiment de tristesse, une certaine lassitude, de la propension au sommeil, des douleurs de tête et d'estomac ;

Chez d'autres, par une agitation générale, par des tintements, des bourdonnements, par un battement plus fréquent des artères temporales, par une sorte de strangulation, par des éblouissements, des hallucinations, des gestes et des sauts extraordinaires ;

Chez d'autres, enfin, par cette sensation toute particulière de froid, de chaud, de chatouillement, de formication, dite vapeur épileptique (aura epileptica), qui notamment, de telle ou telle autre partie des membres, ou du tronc, plus ou moins éloignée du cerveau, s'élève jusqu'à lui.

Ainsi le malade, averti de l'attaque, aura

soin de prévenir les accidents qui pourraient
en résulter, et d'abord il dégagera le cou, la
poitrine et le ventre de toute ligature devant
mettre obstacle à la circulation; ensuite il se
couchera sur deux matelas étendus au milieu
de la chambre, et loin des meubles contre
lesquels, dans les convulsions, il se blesserait
infailliblement, et posera sa tête sur de bons
oreillers; puis, afin d'obvier aux déchirements,
aux mutilations de la langue, trop ordinaires
pendant l'accès, il placera entre ses dents un
petit tampon fait avec un mouchoir ou une
serviette, dont le coin serait plusieurs fois re-
plié sur lui-même.

A son tour, le médecin, si les convulsions
le permettent, essayera d'y remédier en faisant,
à l'exemple d'Albertini, des frictions sur toute
la colonne vertébrale avec l'huile d'amandes
douces chaude, et, s'il y a congestion sanguine
encéphalique sensible par la fréquence et la
dureté du pouls, le gonflement des veines jugulaires, la rougeur intense du visage, etc.,
il fera poser aux extrémités inférieures des
sangsues dont le nombre devra toujours être
proportionné aux forces du sujet

L'accès pouvant n'avoir lieu que pendant la nuit, ainsi que trop souvent on a pu s'en convaincre, il est bon de faire observer que le lit du malade doit être isolé, bas, plus large et plus long qu'à l'ordinaire, cette précaution servant à faire éviter les effets d'une chute sur le plancher, de coups frappés rudement contre la couche et les murailles, et c'est une précieuse ressource dans l'impossibilité de contenir l'épileptique, qui du moins n'encourra plus, dans cette affreuse lutte, un danger plus grand encore peut-être que celui de l'accès.

On a cherché à prévenir l'attaque épileptique, et cité l'alcali fluor comme un très-bon prophylactique; aussi, excepté dans le cas de pléthore, en recommandé-je l'usage d'autant plus volontiers qu'il aurait été jugé capable d'opérer une guérison solide et permanente.

Tous les auteurs conseillent, pour arrêter l'aura dans son cours et l'empêcher d'atteindre le cerveau, de comprimer, de serrer fortement, au-dessus de son point de départ, tel membre ou telle autre partie externe du corps que l'on dirait être le siège du mal, et Cullen propose d'employer toujours ce moyen, parce que, en prévenant l'accès, on interrompt l'habitude de la maladie, et que d'ailleurs les compressions fréquentes rendent les nerfs moins propres à propager l'aura.

L'épilepsie se divise en idiopathique, sympathique et symptomatique.

A la première espèce se rapportent les vices d'organisation, les lésions du crâne, les épanchements formés dans sa cavité, les lésions de l'encéphale et de ses membranes, l'insolation, les pénibles affections de l'âme, l'effet qu'elle en éprouve, et qu'elle communique à l'organe encéphalique.

A la seconde, une irritation particulière, dont la cause réside ailleurs, et que les nerfs conducteurs de la sensibilité lui transmettent sur-le-champ.

A la troisième, toutes les maladies éruptives, toutes les évacuations naturelles, accidentelles, morbides, etc.

Ainsi, 1° le développement irrégulier de l'encéphale, ses blessures occasionnées par les enfoncements et les fractures de la boîte osseuse qu'il occupe, etc.; le chagrin, la colère, et surtout la peur; 2° la présence des vers et de toute autre cause irritante dans les voies digestives ; 3° la brusque disparition d'exanthèmes varioleux, rubéoleux, etc. ; celle de principes herpétique, psorique, etc. ; la suppression rapide des flux menstruel, hémorrhoïdal, cœliaque, etc.; celle d'anciens ulcères et d'écoulements artificiels ; le déplacement de la goutte, la pléthore, etc., peuvent engendrer l'épilepsie, vulgairement encore appelée mal caduc, à cause de la chute du malade au moment de l'accès.

Les remèdes applicables aux diverses causes de l'épilepsie appartiennent, les uns à la médecine proprement dite, les autres à la chirurgie.

Parmi ces derniers, la section entière d'un filet nerveux à demi coupé, l'incision d'un panaris faite à propos, le débridement dans une plaie profonde, l'extraction de corps étrangers, ont opéré une prompte et parfaite guérison ; de même, l'extirpation d'une tumeur indolente au tact, et de la grosseur d'un petit pois au pouce de la main droite d'un jeune enfant, a détruit complétement une affection épileptique que, depuis l'âge de deux ans, il éprouvait deux ou trois fois la semaine.

L'observation pourra nous mettre à portée de multiplier ces exemples, et d'affaiblir l'opinion encore trop commune que l'empirisme est notre seul guide dans le traitement de l'épilepsie.

La médecine externe offre aussi, dans les exutoires et dans la saignée, des secours puissants contre cette maladie.

Montanus guérit, par un cautère à chaque bras, un homme de cinquante-deux ans, sujet depuis longtemps à l'épilepsie; Fabrice de Hilden, par un séton, un jeune épileptique, pour lequel on avait employé bien des remèdes; Serao, par un vésicatoire appliqué à la partie postérieure de la suture sagittale, un enfant pris d'accès d'épilepsie toutes les fois qu'il s'endormait : cet enfant était devenu stupide, et si faible qu'il ne pouvait se soutenir; les accès, innombrables auparavant, ont diminué d'abord, puis entièrement cessé au bout de quinze jours, et la raison et les forces sont revenues à leur état naturel.

L'épilepsie pléthorique n'a pas été combattue moins heureusement par la saignée.

« Sauvages rapporte qu'un jeune homme robuste, affecté d'épilepsie dont les attaques se
renouvelaient plusieurs fois par semaine, après
avoir inutilement usé pendant une année de
tous les secours ordinaires, a fini par obtenir
des saignées réitérées une entière guérison. »

Il me serait facile de faire d'autres citations,
et de les opposer aux détracteurs de la saignée
dans le traitement de l'épilepsie; mais je m'en
tiens à celle-ci, et me borne à dire qu'autant
la saignée serait nuisible aux sujets faibles et
cacochymes, autant elle pourrait être utile à
ceux chez lesquels, pour parler à la fois le
langage des humoristes et des solidistes, il y
a prédominance du sang ou de l'appareil cir-
culatoire.

J'ajouterai que, du choix des saignées générale et locale, et du lieu où elles doivent
être faites, sont encore souvent émanés les
succès obtenus, et souvent émaneront ceux
que nous-mêmes, dociles aux leçons de l'expérience, pouvons espérer d'obtenir.

Vitet a dit : « Dans l'épilepsie pléthorique,
les sangsues mises aux cuisses diminuent la
violence des accès, et les rendent aussi moins

fréquents, malgré l'irritation qu'elles causent. Quoique la saignée du pied avec la lancette irrite moins, elle ne fait pas d'ordinaire éprouver tant de soulagement. Si l'on fait mordre les sangsues au cou ou à la tête pour combattre quelque espèce d'épilepsie que ce soit, les accès seront plus rapprochés et plus violents. »

Les ressources de la médecine interne contre l'épilepsie sont aussi certaines que celles de l'art chirurgical, et dans l'un et l'autre cas, le succès dépendra toujours d'un traitement bien relatif à la cause de cette maladie.

L'observation du docteur Gaube, consignée dans l'excellente monographie de Mérat, ne laisse aucun doute sur la possibilité de vaincre, avec la décoction tiède de la racine de grenadier, l'épilepsie occasionnée, et même depuis longtemps entretenue par le tænia.

Je vais prouver que l'on peut aussi guérir celle qu'aurait produite la répercussion du vice psorique.

« Deux mois après cette rétrocession, l'épilepsie s'annonce à neuf heures du matin par un tremblement des membres, et par un vertige, si légers, si rapides, qu'à peine on a pu les apercevoir. Le surlendemain , à la même heure, un accès tout semblable apparaît. D'autres encore arrivent, peu différents des deux premiers , et laissant entre eux le même espace de temps ; mais ensuite ils se rapprochent, deviennent plus vifs, plus longs, plus caractéristiques , résistant aux antispasmodiques , parmi lesquels, surtout la valériane administrée en infusion, en poudre, en électuaire, avait au moins permis de fonder quelque espérance, d'après les cures attribuées par Chomel , Tissot , Bernard Peyrilhe, etc., à ce végétal, l'un des médicaments dont la réputation est constatée le plus généralement, comme l'a dit Esquirol, qui vivra toujours, avec l'illustre Pinel , dans la mémoire des hommes.

« Mais l'efficacité de la valériane tient encore à son application.

« Aussi Desbois de Rochefort , justement apprécié par Corvisart, non moins éloquent que savant en l'art de guérir, après avoir recommandé l'usage de la valériane dans tous les cas où l'épilepsie serait purement nerveuse, défend-il de l'employer si cette maladie dépendait d'une cause mécanique, ou d'une matière âcre et irritante déposée sur les membranes du cerveau.

« On aurait donc lieu de s'étonner que la valériane, sans contredit, avec raison préconisée contre l'épilepsie produite par les affections morales, n'eût point, dans celle qui nous occupe, aggravé des accidents dont la cause exigeait une toute autre médication.

« Appelé auprès du malade, âgé de vingt-trois ans et d'une bonne constitution, je fus témoin de l'un des plus forts accès qu'il eût éprouvés.

« A l'instant de la chute, il pousse un cri perçant. Tout à coup, perte absolue de connaissance, horribles convulsions des membres, respiration stertoreuse, inconcevable rapidité des battements du cœur, rotation des yeux, torsion de la bouche remplie d'écume, spasmes, gonflement et teinte violacée du visage, dont la couleur et les traits naturels reviennent par degrés avec l'usage des sens frappés de nullité pendant l'accès de plus d'un quart d'heure, et avec les forces que cet accès avait jetées dans un abattement extraordinaire.

« Les attaques que ne précédait aucun sentiment de froid, de chaleur, d'engourdissement, de douleur en quelque région du corps, mais que leur exactitude à reparaître aux mêmes instants du jour avertissait de s'en méfier, s'étaient, comme on vient de le voir, multipliées, et surtout fortifiées d'une manière effrayante.

« Quoique l'on eût grand soin de retenir le malade, il parvenait encore à se frapper assez rudement pour souffrir longtemps des coups qu'il s'était donnés.

« Parmi les questions que je devais lui faire, celle de savoir s'il avait contracté quelque maladie cutanée fut résolue par l'affirmative, et j'appris qu'avant d'être atteint d'épilepsie, il avait eu la gale, que l'éruption était abondante, et qu'en peu de jours on l'avait fait disparaître.

« Ce récit me donna l'espoir de remédier aux suites funestes de la gale, en la faisant servir elle-même à mes desseins.

« En conséquence, après quinze bains entiers, dont la température était réglée sur la constitution du sujet, je le mis en contact avec une gale humide et prurigineuse, au point de rendre inutiles les lotions, les boissons et les potions les plus adoucissantes.

« Le troisième jour de l'éruption, des signes évidents de saburre m'obligeant de purger, je le fis avec ménagement ; mais ce premier cathartique dut être suivi d'un autre dont l'effet le plus sensible fut de mettre fin au prurit et à l'anxiété qui l'avaient toujours accompagné.

« Bientôt après on commença les frictions, et pour cela je prescrivis la pommade composée de fleurs de soufre et de jaune d'œuf, ayant été longtemps à portée d'observer les bons effets de cette préparation.

« Chaque fois, on frottait seulement l'une des parties affectées. »

« Après la sixième friction, l'accès fut plus léger que tous ceux qui l'avaient précédé ; après la treizième, encore plus faible ; après la vingtième, il était presque nul, et ce fut le dernier qu'éprouva le P. de M..., jusqu'à l'âge de trente-deux ans, époque à laquelle il a succombé à une fièvre ataxique.

« Le traitement de l'épilepsie dont il vient d'être question a été complété par deux minoratifs, un exutoire, et des bains tièdes au nombre de seize, dans l'espace de deux mois. »

On a cherché des spécifiques contre l'épilepsie, et cru trouver dans la valériane le premier, le plus souverain de tous.

Cependant on pourrait citer, d'après le témoignage de Bayle, de Massa, de Lange, des épilepsies dont le gui de chêne, le musc, l'assa fœtida, ont aussi triomphé complétement.

Le quinquina et le camphre n'ont pas été moins efficaces dans les mains de Tissot, de Locher, de Pinel ; mais Locher donne à la feuille d'oranger la préférence sur tous les remèdes proprement dits anti-épileptiques, l'ayant vue plus souvent victorieuse qu'aucun d'entre eux, et plus souvent aussi procurer du soulagement aux malades qu'elle n'avait pu guérir.

« La vertu particulière de la feuille d'oranger s'est également confirmée sous mes yeux, chez un épileptique dont les accès ont bientôt, par elle, fait place à d'autres moins longs, moins forts, moins fréquents ; ceux-ci, à d'autres encore plus rares, plus courts, plus modérés ; et ces derniers enfin, au rétablissement de la santé. »

Dans l'observation suivante, on reconnaîtra que le même remède n'a pas eu tout l'avantage.

« Un jeune garçon, saisi de peur, éprouve au même instant un accès d'épilepsie. Trois jours après, un second accès a lieu, et pendant un mois vingt autres se succèdent à des distances inégales. Plusieurs saignées du bras et du pied leur font acquérir encore plus d'intensité.

« Pendant que l'on me donnait ces renseignements, un nouvel accès arrive, précédé d'un léger étourdissement et de tension épigastrique.

« Aussitôt le malade tombe, avec perte entière de connaissance ; ses yeux se renversent, son visage se gonfle et devient livide ; sa tête s'agite dans tous les sens ; il écume, il étouffe, et ses membres sont fortement convulsés ; deux heures encore après cet accès, ils étaient bien douloureux, incapables d'agir, ce qui me semblait expliquer la constitution du sujet, caractérisée par une grande susceptibilité nerveuse et par une extrême faiblesse musculaire.

« Je disposai les voies digestives à l'effet d'un purgatif, indiqué par le défaut d'appétit, la dépravation du goût, etc. ; et ces mêmes voies ayant été bien dégagées, j'employai la poudre de feuilles d'oranger d'abord, et pendant une semaine, à la dose d'un demi-gros, deux fois par jour; ensuite à celle d'un gros, puis de trois, et j'ai vu les accès peu à peu s'éloigner, diminuer de force et de durée: mais là parut se borner sa puissance, et j'eus recours à la valériane, qui fit cesser l'excrétion encore assez abondante d'une salive écumeuse pendant le dernier accès, sut affaiblir les autres, les abréger, les faire entièrement disparaître. »

En méditant sur cette observation, ne sera-t-on pas porté à croire que la feuille d'oranger, moins active que la racine de valériane, devait la précéder, et qu'elle a préparé la guérison que celle-ci, dès le principe et seule mise en usage, n'aurait pu opérer?

On a dit encore les succès du vinaigre, du lait, du bain chaud, du bain froid, contre l'épilepsie. Ce triomphe, avant tout, appartient au choix que d'habiles médecins en ont su faire. Ils savaient aussi que, pour guérir l'épilepsie, il fallait en trouver la cause, bien distinguer les organes sur lesquels elle agit, bien observer ses effets, puis avoir égard au tempérament, à la disposition physique et morale du sujet.

Les trois dernières conditions, pour être remplies, n'exigent qu'une attention particulière; mais la cause, qu'il est si essentiel de connaître, peut, malgré toutes les investigations, rester longtemps, rester toujours ignorée, et cela explique et même justifie l'emploi de cette foule de remèdes imaginés et hasardés contre l'épilepsie.

La peur, cause si fréquente de cette névrose, l'est aussi très-souvent de la syncope, et nulle autre souffrance de l'âme n'imprime autant qu'elle le cachet de la mort.

En voici la preuve écrite par Zimmermann :

« Un paysan des plus robustes, âgé de trente-six ans, ayant été emprisonné pour cause de vol, eut tellement peur de la potence, qu'il perdit toutes ses forces, et parut avoir cessé de vivre. Je ne sentis son pouls en aucun endroit du corps, et ne pouvais apercevoir ni le mouvement du cœur, ni la plus légère respiration. Il avait les yeux fermés, le visage livide, le corps froid; cet homme, en apparence, n'était qu'un cadavre.

« Des irritations mécaniques douloureuses,

l'application des stimulants les plus actifs, ne procuraient aucun sentiment; les fluides, injectés de force dans la bouche, ressortaient bientôt par les commissures des lèvres. Il resta dans cet état pendant vingt-quatre heures: alors il commença à avaler quelques remèdes. Au bout de trente heures il ouvrit les yeux; six heures après il articula quelques mots, et au bout de six heures il fut parfaitement remis. »

Toutes les parties du corps peuvent influer sur les fonctions du cœur, au moyen des nerfs et des vaisseaux qui leur distribuent la sensibilité, la chaleur et la vie.

Mais entre elles il en est dont les relations plus intimes et plus directes avec cet organe lui font aussi plus spécialement partager la gêne, la souffrance qu'elles éprouvent.

Ainsi, la compression du cerveau, du cervelet, de la moelle allongée, de la moelle épinière par un amas de sang ou de sérosité, l'asthme suffocant, la phthisie pulmonaire, l'hydrothorax, l'hydropéricarde, les engorgements et les abcès du foie, ceux de la rate,

son irritabilité, celle des parties sexuelles, etc.,
changent, intervertissent les mouvements du
cœur, et quelquefois enfin les arrêtent irrévo-
cablement.

Cependant l'estomac est, de tous nos organes, celui auquel ces effets ont paru devoir
être le plus souvent imputés, et cette imputa-
tion serait une conséquence naturelle de l'an-
goisse qui précède la plupart des syncopes, et
qu'explique la sensibilité de l'estomac, sensibilité telle, que nulle autre, même celle du
globe de l'œil, de l'oreille interne, de l'extrémité
des doigts, de la surface et des replis de la
peau, ne saurait lui être comparée : aussi n'est-
il pas de noms qu'elle n'ait excité les plus
grands physiologistes à donner à l'organe essentiel de la digestion, pour exprimer son influence sur toute l'économie animale.

Le sens interne dont il jouit résulte non-
seulement de la quantité de nerfs que lui donne
le trisplanchnique, et des paires vagues qui,
malgré tous ceux qu'elles distribuent au larynx,
au pharynx, etc., et leur coopération aux
plexus cardiaque, pulmonaire, diaphragma-
tique, hépatique, splénique, etc., se divisent

et subdivisent tellement à sa surface, et le pénètrent en un si grand nombre de filets, qu'elles sembleraient n'avoir été faites que pour lui; mais, et plus encore, de la ténuité du névrilème, et de la presque nudité du principe nerveux : en sorte que, plus à découvert sans doute qu'en aucune autre partie du corps, les nerfs gastriques sont aussi plus faciles à stimuler, plus prompts à s'irriter, par conséquent plus capables de jeter le désordre dans toute la machine, et de paralyser l'action du cœur.

Les intestins, dont la structure a beaucoup de rapports avec celle de l'estomac, et dont la sensibilité, surtout dans les coliques métalliques, végétales, vermineuses, cholériques, paraît ne le céder en rien à la sienne, lui disputent également le triste privilége d'occasionner les syncopes les plus effrayantes, et qui cependant, comme on va le voir, pourraient n'être qu'une fausse apparence de la mort.

« Passant au bourg Achard, je fus prié par une pauvre femme de porter secours à son enfant, âgé de vingt mois, et qui, à la suite de convulsions occasionnées par les vers, ne donnait aucun signe d'existence. Il avait la tête renversée, soutenue sur les bras de sa mère, les yeux ouverts et fixes, la bouche couverte d'écume, les membres roides, et déjà presque la pâleur et le froid de la mort.

« Je regrettai bien que le docteur Licquet, digne successeur de Talbot, fût absent, et me hâtai d'agir.

« Après avoir frotté le petit malade avec des linges chauds, je lui fis prendre le mélange de parties égales d'huile d'olives, de jus de citron, et de sucre en poudre, d'abord par gouttes, ensuite par cuillerée à café, puis à plus forte dose, après laquelle, ayant rendu vivants deux ascarides lombricoïdes, il recouvra la chaleur, le sentiment, le mouvement, la parole, et les larmes du désespoir furent aussitôt, chez la bonne mère, remplacées par celles de la joie et de la reconnaissance. »

J'avais, de la même manière, sauvé l'enfant cité dans mon *Essai sur les affections vermineuses*.

Cet enfant, l'année suivante, a succombé à l'irritation produite par huit vers lombricaux, dont un était très-long, et gros comme une plume à écrire. On avait cru devoir employer de préférence à tout autre remède, et comme ayant été très-efficace, un électuaire dans lequel se trouvaient la tanaisie, la valériane, la cévadille, le semen-contra, le mercure doux; mais l'autopsie a fait connaître des désordres supérieurs à toutes les ressources de l'art.

J'ai dit que la phthisie pulmonaire pouvait occasionner la syncope, ayant observé cette névrose de la circulation chez deux de mes malades jugés morts, et néanmoins, après quelques heures, rappelés à la vie.

Cela prouve que, dans toute maladie dont le caractère et la durée porteraient à la supposer sans remède, loin de se fier aux premières apparences de la mort, et de rester dans l'inaction, il faut redoubler de soins, puisqu'ils pourraient aussi ne pas être inefficaces.

Beaucoup de médecins ont regardé la pulmonie comme incurable, et pourtant elle a cédé quelquefois au traitement le plus simple.

« Appelé, il y a bien des années, auprès de madame M...me, je dus craindre pour ses jours. Elle était au second degré de la phthisie pulmonaire, confirmée par la dyspnée au moindre mouvement; par la raucité de la voix; par une toux fréquente qui, réputée nerveuse, avait été trop négligée; par une disposition à vomir après le plus léger repas, disposition jointe à la soif; par des sueurs nocturnes partielles; par l'affaiblissement, l'amaigrissement, et plus encore par une sécrétion très-altérée de la membrane muqueuse, et par le genre de fièvre qui l'accompagne toujours.

« Cependant, si grave que déjà, sous cet aspect, paraisse être et que soit la pulmonie, elle est encore sous la puissance de l'art de guérir.

« Mais cet art n'admet point, en pareil cas, même à la plus petite dose, les baumes du Pérou, de copahu, de Tolu, le benjoin, les térébenthines dénommées baumes de Judée, de la Mecque, l'eau de goudron, de chaux, trop recommandés par certains praticiens, puisque, très-irritants, ils ne pourraient qu'augmenter la phlogose pulmonaire, l'extrême irritabilité des voies digestives, et provoquer tous

les accidents qui, nécessairement, en seraient
la funeste conséquence.

« Il répugne également à l'emploi de l'écorce
péruvienne, qui, dans cette circonstance, produisant les mêmes effets, perdrait ses titres,
d'ailleurs si bien acquis, de fébrifuge et d'anti-
spasmodique.

« Enfin, jusqu'aux calmants hypnotiques, propres à diminuer la toux, à suspendre, au moins
pour quelques instants, le sentiment de la
douleur, il semble aussi les interdire, ou n'en
tolérer l'usage qu'avec une sorte de crainte,
les avantages que je viens de leur attribuer
n'étant pas à beaucoup près balancés par la
propriété que la préparation opiacée la plus
douce aurait d'accroître la diathèse inflammatoire, les sueurs déjà trop fortes, et d'arrêter
l'expectoration, qui se montre, au réveil,
plus abondante et plus incommode qu'auparavant.

« A la place de ces remèdes, il prescrit, indépendamment de l'observance des plus sages
préceptes de l'hygiène, les délayants, les mucilagineux, les tempérants, les vésicatoires
comme révulsifs et comme évacuants, espé-

rant apaiser, à l'aide des premiers, la chaleur, l'irritation, la souffrance de l'organe, et pouvoir, cela étant, obtenir des derniers la diminution progressive, la cessation entière de l'expectoration, et le retour du poumon à sa première souplesse, à toute la régularité de ses fonctions.

« Aussi l'eau de gruau, d'orge, de guimauve, de limaçon, de laitue, de gomme, le petit-lait, le bouillon de poulet, la diète lactée, l'application d'un vésicatoire au bras, et quelques soins hygiéniques, ont-ils seuls composé le traitement, et amené la guérison de madame M...me, qui, douée des plus rares qualités, répand encore autour d'elle la joie et le bonheur. »

La phthisie peut être engendrée par tant de causes, qu'il semblerait impossible de tenir à son égard une seule et même marche, de n'adopter qu'un seul et même traitement, surtout de le faire consister dans une seule et même substance.

Cependant, et toutefois sans négliger de remplir certaines indications particulières, plusieurs médecins ont cru devoir le rendre purement émollient, et le borner à l'usage de telle ou telle autre espèce de lait qu'ils regardaient, avec Arétée, comme pouvant tenir lieu de tous les autres aliments, de tous les autres remèdes, et prescrivaient selon l'état présent de la maladie et la constitution du malade.

J'oppose leur sagesse, leur exemple et leurs succès à tout ce que l'on pourrait alléguer en faveur d'une infinité de médications qui n'ont généralement été que trop funestes.

Capivaccius disait aux médecins de son temps, effrayés de leurs revers, et livrant les phthisiques à leur malheureux sort : « Apprenez à les traiter tout autrement que vous ne le faites, et vous ne les jugerez pas incurables. »

Pourtant on sait les grandes difficultés attachées à la cure de la phthisie pulmonaire : mais je ne puis douter qu'elles ne résultent moins souvent de la prédisposition de l'organe affecté, que de chagrins qui lui auront porté le coup mortel.

Ainsi, quand la pulmonie n'est point l'effet des pénibles affections qui, sans cesse, agitent l'âme, et la feraient périr elle-même, si cela n'était impossible, on ne doit pas désespérer de la guérir.

Les observations du docteur Bayle ne sont, à la vérité, rien moins que favorables à cette opinion ; mais, en revanche, elle est fortement étayée d'un assez grand nombre d'autres, avant celles-ci, publiées par Portal, et bien propres à ranimer notre espoir.

Le premier, déroulant sous nos yeux le triste tableau de la mort, nous en fait apercevoir toutes les causes dans leurs tristes effets, et déjà, sous ce rapport, son ouvrage est d'un très-grand prix.

Le second, après avoir également offert à notre vue ces foyers de désorganisation et de destruction, la reporte, la fait reposer sur le consolant aspect des traitements les plus heureux.

Cullen, et bien d'autres praticiens, ont défini la pulmonie une expectoration purulente accompagnée d'une fièvre hectique ; mais cette définition ne concerne nullement la phthisie commençante.

Bayle a donc eu raison de nommer phthisie pulmonaire toute lésion du poumon qui, livrée à elle-même, produit une désorganisation progressive de ce viscère, à la suite de laquelle surviennent son ulcération et la mort.

Aussi, pour mieux encore indiquer la marche la plus ordinaire de cette maladie, doit-on, ce me semble, la distinguer, avec Bosquillon, en sèche et en humide, ces dénominations dérivant de symptômes particuliers à chaque époque, et qui devront nous mettre sur la voie du traitement.

Portal reconnaît autant d'espèces de phthisie pulmonaire qu'il suppose de causes capables de la produire.

Bayle, se réglant sur les diverses lésions que le poumon offrait à son rigoureux examen, la distingue en tuberculeuse, granuleuse, mélanose, ulcéreuse, calculeuse et cancéreuse.

Laennec, tirant aussi ses preuves de l'anatomie pathologique, estime que la phthisie pulmonaire est due à des productions accidentelles spécialement désignées sous le nom de tubercules; et, de cette manière, il renferme dans ce seul et même phénomène morbide toutes les variétés et tout le danger de cette maladie.

Parmi ses causes si nombreuses sont : toutes les conformations vicieuses de la poitrine, une constitution très-irritable, de profonds chagrins, de cruelles privations après une longue jouissance de tous les agréments de la vie, la suppression d'anciens ulcères, d'hémorrhagies naturelles, accidentelles, etc.; l'intempérie des saisons, les habitations malsaines, les mauvais aliments, l'exposition continuelle à l'action de corps pulvérulents, de vapeurs irritantes, l'abus des liqueurs spiritueuses, certaines maladies, telles que les scrofules, le scorbut, la syphilis, la variole, la rougeole, etc.; l'hémoptysie, la péripneumonie, l'asthme, le catarrhe, regardé par Hippocrate comme l'une des sources les plus fécondes de la phthisie pulmonaire; puis encore je ne sais quelle altération dans les humeurs, désignée sous le nom d'acrimonie, admise par les plus grands médecins de l'antiquité, et quoique décidément exclue par quelques modernes, cependant assez palpable chez un grand nombre de sujets pour ne plus être valablement contestée.

Mais comment toutes ces causes agiront-elles pour engendrer la phthisie tuberculeuse?

Serait-ce en déterminant l'inflammation de quelqu'une des parties constituantes du poumon ?

Laennec répond à cette question très-négativement : il soutient que la péripneumonie aiguë ou chronique, le catarrhe, la pleurésie, sont étrangers à la formation des tubercules ; que ces productions accidentelles résultent d'une simple perversion d'action, qu'elles naissent sans inflammation préalable, et que cette dernière, quand elle coïncide avec l'affection tuberculeuse, en a pour l'ordinaire été précédée.

Cependant, le docteur Andral fils semblerait avoir démontré que l'inflammation, toutefois insuffisante pour expliquer la production des tubercules, ne lui serait pas à beaucoup près inutile, pour ne pas dire nécessaire.

Il se fonde, 1° sur ce que, à la suite d'un certain nombre de pneumonies, on voit apparaître des symptômes de phthisie chez des individus qui, avant l'inflammation du parenchyme pulmonaire, jouissaient d'une très-bonne santé ; que, dans ce cas, rien ne prouve l'existence des tubercules avant cette inflammation ; que, dans une foule de circonstances, on en voit naître dans des tissus enflammés, et y être comme sécrétés à la place du pus, ainsi que cela arrive dans les membranes accidentelles des séreuses;

2° Sur une fausse interprétation donnée à l'absence de la rougeur des bronches dans des poumons pleins de tubercules, la bronchite qui les aurait précédés pouvant avoir disparu comme disparaît l'entérite, qui a été le point de départ de l'engorgement tuberculeux des ganglions du mésentère, et sur la force que ses propres arguments reçoivent de la symptomatologie et de l'anatomie pathologique, ellesmêmes invoquées par Bayle, Laennec et Louis, ses puissants adversaires;

3° Sur un état du poumon qui souvent précède le développement des tubercules, et consiste dans l'inflammation isolée, soit d'une fraction de lobule, soit d'un lobule tout entier, dont quelques points ont laissé voir des tubercules, tandis que d'autres, aussi enflammés, n'en ont offert aucuns vestiges : d'où il conclut que ces tubercules, au lieu d'occasionner la phlogose du tissu qui les entoure, en ont eux-mêmes été la conséquence.

On appelle tuberculeuse une production morbide arrondie, blanchâtre, plus ou moins grosse, ferme d'abord, ensuite se ramollissant, et laissant à sa place une cavité ulcéreuse. Tantôt cette cavité cherche à s'étendre, ou reste indéfiniment stationnaire ; tantôt une prompte cicatrice suit l'expulsion du tubercule, dont le ramollissement n'est encore, selon le docteur Andral, autre chose que l'effet d'une loi particulière en vertu de laquelle tout corps étranger introduit ou formé dans l'économie doit en être expulsé à l'aide d'un travail de suppuration qui s'établit autour de lui.

Ainsi l'inflammation présiderait toujours à la sécrétion de la matière tuberculeuse comme à son élimination.

Cependant Chomel, homme aussi d'un profond savoir, a dit : « Je n'admettrai pas que les dégénérescences tuberculeuses soient la conséquence ou la terminaison de l'inflammation, quand je les vois survenir, le plus souvent, sans signes préalables d'inflammation, et les inflammations évidentes n'en être suivies que bien rarement; lorsque enfin, on est forcé de reconnaitre que jamais inflammation artificielle, si longtemps entretenue qu'elle soit, ne donne lieu à ces dégénérescences. »

Sur quoi donc, puisque l'on ignore leur cause intime et directe, sera-t-il possible d'établir le traitement de la phthisie tuberculeuse? Les symptômes vont répondre pour nous.

Une petite toux sèche, une augmentation de chaleur, surtout à la paume des mains, à la plante des pieds, de légers frissons, de la difficulté à respirer, une altération sensible de la voix, une expectoration visqueuse et parfois sanguinolente, décèlent sa présence, et, si l'on ne s'empresse de secourir le malade, on verra se réunir à ces symptômes, toujours croissants et toujours plus importuns à certaines heures du jour et de la nuit, une plus forte transpiration, des douleurs thoraciques, une sécrétion plus abondante de matière muqueuse et bientôt puriforme, une plus grande dépravation de l'appétit et du goût, etc., enfin l'expulsion d'une humeur purulente, et perte tou-

jonrs plus sensible du sommeil, des forces et
de l'embonpoint, décomposition des traits toujours plus effrayante, sueurs profuses, diar-
rhées colliquatives, infiltration des membres,
extinction totale du sujet.

N'est-il pas évident que, d'abord, il y a sur-
croît d'action des vaisseaux artériels et veineux
de l'organe affecté, congestion sanguine, dégagement d'une plus grande quantité de calorique ; que cet état de choses ne diffère que
d'intensité dans les diverses périodes de la maladie, et que tout ce qui serait propre à modérer la chaleur du poumon et les mouvements
de cette force vitale qui le fatigue et l'épuise
en combattant pour lui, devient en quelque
sorte exclusivement indiqué ?

Par conséquent, un régime doux, un air
tempéré, un léger exercice à pied, à cheval,
en voiture ; l'usage de camisoles, de caleçons,
de chaussons de laine fine ; des saignées générales ou locales proportionnées aux forces
du malade, et devant être le plus souvent pra-
tiquées, celles-ci sur les saphènes, celles-là
dans le voisinage des veines hémorrhoïdales ;
les boissons délayantes, adoucissantes : l'aspi-

ration des mêmes fluides réduits en vapeur ;
les demi-bains, les bains de siége, les pédiluves, quelquefois les bains entiers tièdes ;
souvent de légères frictions sur tous les membres, et presque toujours un exutoire habilement dirigé, devront, en général, constituer
le traitement, puisque leur effet est de diminuer la pléthore sanguine et la raréfaction du
sang, l'irritation, la chaleur, la douleur, et la
congestion particulières du poumon, de rappeler dans les deux sexes : chez l'un, le flux
hémorrhoïdal ; chez l'autre, ce même flux et
celui des menstrues, depuis plus ou moins de
temps supprimés, et dans tous les deux, détourner de l'organe souffrant tel ou tel autre
principe morbifique ; et ce langage, dira-t-on
qu'il manque de justesse, quand il est prouvé
qu'une suppuration soigneusement entretenue,
après avoir aidé beaucoup à la guérison, l'a-
vait encore rendue plus certaine?

Quoique cette médication soit généralement
la plus relative aux symptômes caractéristiques
de la phthisie pulmonaire, et que même il ait
suffi du lait seul pour la guérir, je suis loin
de nier que les remèdes auxquels, eu égard

aux effets qu'ils semblent produire, je conserve les noms de sudorifiques, fondants, dépuratifs, apéritifs, toniques, etc., puissent être employés avec succès, autrement les observations de Portal viendraient toutes déposer contre moi.

Mais on ne saurait employer ces mêmes remèdes avec trop de réserve, pour ne pas échouer contre plus d'un écueil, et par là j'entends spécialement cette chaleur latente et cette irritation opiniâtre qu'ils ne pourraient qu'aggraver, et dont la disparition, quelle que puisse être la cause de la phthisie, devient la première condition du traitement.

On a bien vanté le lichen d'Islande, et les observations du docteur Renault prouvent, en effet, que ce cryptogame peut, dans la phthisie pulmonaire, être employé très-utilement.

J'ai cependant eu plus d'une occasion de le supprimer, ses principes toniques et astringents, quoique réunis à d'autres lénitifs et alibiles, n'ayant fait qu'entretenir tous les accidents. Surtout, dans un cas très-grave, on a pu se convaincre du succès avec lequel le lait, possédant aussi, mais au suprême degré, et sans le moindre obstacle à leur développement, les facultés anodine et nutritive, a pris sa place.

On a toujours cherché des spécifiques contre la phthisie pulmonaire; et pourrait-on, en effet, se procurer assez d'armes contre cette affreuse maladie qui s'attache impitoyablement à l'espèce humaine, sans exception d'âge, de sexe, etc., et compte au moins les jours par ses victimes!

Cependant, si l'on a toujours égard à ses causes, à ses périodes, aux diverses circonstances qui l'accompagnent, à la constitution des malades, à leurs habitudes, à leurs goûts, etc., et si l'on a soin de ne lui opposer, indépendamment des secours précieux de l'hygiène, que des remèdes bien indiqués, bien relatifs, et généralement les plus simples, les plus doux, les plus faciles à trouver, à mettre en usage, on parviendra, plus souvent peut-être que l'on ne pense, à la guérir.

Le cœur peut cesser d'agir par la perte du sang qui le vivifiait; et c'est la cause nécessaire de la syncope des nouveau-nés, lorsqu'une abondante évacuation survient avant l'accouchement, soit par le décollement prématuré du placenta, soit par l'implantation de cet organe vasculaire sur l'orifice de l'utérus.

La syncope dont il s'agit est caractérisée par une décoloration générale, un abaissement considérable de la chaleur naturelle, la flaccidité des chairs, l'absence des battements du cœur et du cordon ombilical.

On aura soin de ne pas couper ce lien, de le tenir dans l'état de flexion le plus longtemps possible, de laisser adhérer le placenta à la matrice, et, s'il vient à s'en détacher, de le plonger dans du vin chaud, pour exciter ou entretenir sa vitalité.

La figure de l'enfant restera découverte, et tout le reste du corps sera bien enveloppé de laine et de linge chauds; ensuite on enlèvera doucement, soit avec le doigt, soit avec la barbe d'une plume, avec un petit pinceau de charpie imbibée d'eau miellée ou d'eau sucrée tièdes, le sang et les glaires dont la bouche serait remplie.

J'ai dit qu'il ne fallait pas faire la section du cordon ombilical, et, je le répète, ce conseil donné par des médecins très-expérimentés doit être suivi d'autant mieux que Gardien lui-même, après l'avoir presque victorieusement combattu, s'exprime ainsi : « Quoiqu'il ne me paraisse pas probable que, dans le cas d'asphyxie ou de faiblesse extrême, on puisse, dans l'ordre naturel, ranimer par la circulation de la mère celle de l'enfant qui est éteinte, la prudence dicte peut-être de ne pas couper le cordon, et de plonger, comme Smellie l'a conseillé, cette masse dans un liquide chaud, légèrement stimulant. »

Les voies destinées au passage de l'air ayant été bien préparées à le recevoir, on se hâtera de procéder à l'insufflation.

Celle de bouche à bouche se recommande ici particulièrement. La vapeur halitueuse qu'elle transmet au poumon est plus relative que l'air extérieur à la situation, au besoin actuel de cet organe ; son action sur lui, et le mouvement qu'elle lui imprime, sont aussi plus conformes à sa faiblesse, à l'extrême lenteur avec laquelle il doit commencer ses fonctions.

L'insufflation artificielle l'exposant à des

secousses auxquelles il pourrait ne pas résister,
et à de funestes sensations résultantes d'un air
trop froid, trop oxygéné, par conséquent trop
irritant, il semblerait très-raisonnable de n'y
recourir qu'après avoir inutilement pratiqué
l'autre.

A la suite de chaque insufflation, il faudra
presser légèrement la poitrine, le ventre et le
cordon ombilical; puis encore on devra mettre
sous le nez de l'enfant du vinaigre, de l'oi-
gnon et de l'ail écrasés; frotter avec ces mêmes
substances; ensuite avec une brosse douce, ou
des linges fins, chauds et secs, les tempes, la
colonne épinière, la région appelée le creux de
l'estomac, la paume des mains, la plante des
pieds; mettre dans la bouche quelques grains
de sel marin; y faire couler un peu de vin
chaud; brûler du papier, une plume, pour en
introduire la fumée dans le rectum; donner
un petit lavement d'eau et de vin, d'eau et de
vinaigre ou d'eau salée tièdes; employer avec
précaution le pincement de la peau; adapter
la bouche à la partie latérale gauche de la
poitrine, selon le conseil de Lacombe, pour ac-
tiver, par cette douce chaleur, l'action du cœur.

Mais un autre secours que Désormeaux affirme lui avoir le plus réussi, et que cet habile praticien croit préférable à tous les autres, est une sorte de douche portée directement sur les parois du thorax, et qui se fait en prenant dans sa bouche une gorgée d'eau-de-vie, et la soufflant avec force contre la face antérieure de la poitrine.

Si tous ces moyens, encore aidés du bain chaud, que l'on rendrait plus médicamenteux en y mêlant un peu de vin ou d'eau-de-vie, du bain de cendres chaudes et sèches, de ce bain auquel Janin doit l'un de ses plus beaux succès, enfin du galvanisme, sont demeurés sans effet, ne perdons pas courage ; on a vu, dit encore Désormeaux, plus d'un enfant, abandonné après de longues tentatives, ressusciter spontanément.

La cure de la syncope se déduit surtout de la chute plus ou moins effrayante des forces vitales, et des causes de cette faiblesse du cœur ; mais il serait difficile de dire précisément tout ce qu'il faut faire pour ne manquer à rien.

Cependant, ne s'agirait-il que de réveiller

l'action du cœur, à cela pourraient suffire de simples frictions sur la région qu'il occupe, l'exposition au grand air, l'insufflation, l'aspersion de l'eau froide sur le visage, s'il est encore chaud, et l'irritation mise en jeu de toutes les manières.

La syncope est-elle un effet de l'épaississement, de l'atrophie, du ramollissement, de la dégénérescence graisseuse, des productions verruqueuses, globuleuses, des abcès, des ulcères, des tumeurs fongueuses, stéatomateuses, cancéreuses de l'organe essentiel de la circulation, des incrustations pierreuses, cartilagineuses, osseuses, de la dilatation passive, de la gangrène de cet organe, de ses adhérences avec son enveloppe fibro-séreuse, de la perforation morbide de la cloison de ses ventricules, etc., on ne peut que reculer, d'abord par quelques cordiaux, ensuite à l'aide de palliatifs, le terme fatal et très-prochain pour l'ordinaire.

Je trouve néanmoins une exception à cette règle dans le *Traité de l'auscultation médiate* par Laennec, et la citerai à l'avantage du stéthoscope, accusé de fournir des signes trop souvent infidèles, et dont, malgré quelques concessions de son auteur, on est forcé de reconnaître l'utilité.

« Des saignées faites à peu de jours d'intervalle l'une de l'autre, puis de temps en temps répétées à propos sur un jeune sujet chez lequel, après une habile exploration de tous les symptômes, on jugea qu'il y avait ossification de la valvule mitrale, légère hypertrophie du ventricule gauche, hypertrophie plus forte du ventricule droit, procurèrent un grand soulagement au malade, en affaiblissant les accidents que, dans l'origine, il avait eu bien de la peine à supporter. »

Le pronostic est, en général, plus favorable dans les anévrysmes dits internes, et dans l'hypertrophie simple ou avec dilatation, ces maladies étant plus ou moins susceptibles de céder à la méthode employée par Valsalva.

Mais cette méthode, que l'on sait consister à exténuer, par de fréquentes et copieuses émissions sanguines, par une diète très-rigoureuse peut-être encore plus efficace, à maintenir, avec une attention toute particulière, le repos de l'âme et du corps, puis à réparer les forces insensiblement, pour donner à l'organe affecté le temps de revenir à son premier état, a souvent été bien secondée par des purgatifs doux, les seuls, a dit l'illustre Senac, les seuls qu'il faille employer pour ne pas porter dans le cœur plus d'irritation et d'activité.

La syncope résultante d'une forte pression exercée sur les viscères par un épanchement gazeux, purulent, séreux, et dissipée par les stimulants, ne tarderait pas à reparaître sous l'influence de ces diverses causes, dont la plupart sont autant d'effets de l'inflammation.

Celle-ci, donc, assez violente pour agir sur le tissu de nos organes, de manière à déterminer dans leur intérieur ou à leur surface la sécrétion de l'humeur désignée sous le nom de pus, et moins forte, mais assez durable pour donner lieu au développement d'une grande quantité de gaz, ou pour augmenter l'exhalation, la rendre toujours trop active, et diminuer l'absorption, produit ces pneumatoses, ces dépôts, ces hydropisies qui, rebelles au traitement le plus méthodique, ont été, par la ponction, encore en assez grand nombre, complétement guéris.

L'attention ayant toujours dû se porter sur le danger de l'entrée de l'air, notamment dans les foyers purulents, il en est résulté l'ingénieux moyen de les vider et de les déterger tout à fait, en évitant les graves inconvénients que l'on avait eus jusqu'alors à redouter.

Je laisse, à cette occasion, parler Marc-Antoine Petit.

« Le hasard est le père des plus heureuses découvertes. Je lui en dois une dont je dois croire que l'humanité profitera aussi longtemps qu'elle aura de maux à souffrir. Je badinais avec un œuf, et cherchais à le vider en le suçant. J'y réussis par une très-petite ouverture, et bientôt il ne resta que la coquille. L'idée me vint qu'il serait possible de traiter ainsi les dépôts, et d'épargner aux malades la douleur et le danger des incisions, de vider les plus vastes foyers sans les convertir en ulcères, et de guérir ainsi, en deux ou trois jours, sans plaie sensible, et presque sans douleur,

des maladies qui exigeaient autrefois deux ou
trois mois de traitement, des incisions répétées, et, chaque jour, des pansements douloureux. Ce que ma pensée avait conçu, ma main
l'exécuta. Je plongeai une aiguille rougie au
feu au centre d'un dépôt : l'instant de sa pénétration fut à peine sensible. Sur la piqûre
imperceptible qui en résulta, j'appliquai une
large ventouse. Le pus, obéissant à la force
absorbante de cet instrument, s'élança comme
un jet d'eau ; le vide se remplit ; la tumeur
disparut ; le recollement se fit, et, le troisième
jour, on eût cherché la place où le dépôt avait
existé. Depuis cette heureuse application, je
l'ai répétée cent fois, avec le même succès,
dans presque toutes les parties du corps, et
dans une foule de circonstances différentes.
J'ai enlevé le pus aux foyers les plus profonds,
et jusqu'au centre de la poitrine. En présence
de quatorze commissaires, j'ai fait sortir près
de six livres de pus de la poitrine d'un jeune
soldat, qui n'en éprouva ni douleur, ni fièvre,
ni besoin de s'aliter, et continua le régime d'un
homme bien portant. Depuis que cette découverte a été publiée dans les actes de la Société

de médecine de Lyon, elle a été mise en pratique dans plusieurs départements, et les succès que l'on en a obtenus ont versé dans mon cœur toute la joie que doit inspirer l'idée d'avoir fait quelque bien à l'humanité. »

L'habile praticien, auteur de cette observation, cédait donc uniquement à l'évidence des faits en se félicitant de sa méthode. Mieux que personne, il savait que l'espoir de réussir est fondé sur des conditions essentielles, et que peuvent apprécier ceux-là seuls qui se livrent particulièrement à l'exercice de la médecine externe, apprenant chaque jour à se convaincre que, pour elle-même, c'est encore trop peu de leur existence.

Marc-Antoine Petit était l'un de ces hommes que les infirmités et la mort devraient respecter toujours.

Qu'ai-je dit? il n'a point cessé d'exister... On ne meurt jamais quand on a bien vécu.

Dans les fièvres dites essentielles, et de nos jours notamment regardées comme symptomatiques d'une affection locale, la syncope est assez fréquente.

Lorsqu'elle arrive à la fin d'un violent accès de fièvre intermittente, il faut, a-t-on dit, soutenir les forces du malade avec un mélange de bon vin et d'eau.

Mais ce remède est d'un faible secours lorsque la maladie marche à grands pas, et j'ai dû le remplacer, dans une intermittente ataxique, par la poudre de l'écorce péruvienne, qui l'a bientôt arrêtée et bientôt fait disparaître.

« J'ai vu la syncope occasionnée par la suppression du flux hémorrhoïdal, céder à la morsure de trente sangsues appliquées près du rectum ; une autre fois, résulter, de cette même suppression, une gastro-entérite aiguë avec douleur, avec chaleur encéphaliques, et celles-ci diminuer à proportion que l'inflammation des premières voies perdait de son intensité.

« L'indication était facile à saisir : aussi le traitement a-t-il consisté en émissions sanguines dans le voisinage des vaisseaux hémorrhoïdaux, fomentations émollientes sur l'abdomen, demi-lavements mucilagineux, bains entiers et demi-bains tièdes, boissons tempérantes d'abord, ensuite légèrement laxatives, et le calme s'est rétabli dans les organes digestifs, et sympathiquement dans l'encéphale, qu'ils faisaient participer à leur anxiété. »

On a pu s'abstenir de mettre de la glace sur la tête, la raréfaction du sang et la douleur de l'encéphale n'étant pas assez fortes pour qu'il fallût employer ce moyen utile ou dangereux, selon la manière d'en faire usage.

Je vais dire les effets qu'il a produits sur moi dans une colite profonde, au milieu de laquelle s'est développée, dans le cerveau lui-même, une chaleur insupportable.

« A peine entré dans le bain, dont la température, au plus de vingt et un degrés, bientôt s'élevait jusqu'à vingt-huit, et se maintenait dans cet état pendant six heures consécutives, je posai légèrement sur ma tête une vessie contenant quelques morceaux de glace, et ne tardai pas à la retirer, m'apercevant qu'après un peu de soulagement opéré par la soustraction d'une certaine quantité de calorique, une pesanteur, un serrement très-incommodes m'avertissaient d'en rester là ; puis l'inflammation se renouvelant avec la même violence, j'usai

avec les mêmes précautions du même remède,
toujours obligé d'en suspendre l'emploi, au
moins pour quelques instants. Si, plus forte
encore et plus tenace, elle portait à prolonger
l'application, il en résultait une sorte de faiblesse, d'engourdissement, de stupeur, d'où
je sortais lentement après que la glace avait
été enlevée. Donc ce remède, s'il n'eût été
commencé, laissé, repris à propos, et continué plus ou moins de temps en conséquence
de la chaleur, de la douleur cérébrales, et de
leur diminution progressive, au lieu de contribuer à me guérir, aurait pu causer ma
perte. »

Il est donc bien essentiel, non-seulement
de connaître la propriété des agents thérapeutiques, mais encore de les administrer
comme il faut; et que l'on ne croie pas voir
dans cette réflexion l'ombre même d'une per-
sonnalité : mon but, mon unique but est d'exposer, autant qu'il est en moi de le faire, les
règles d'un art hérissé de tant d'épines, qu'il
importe au moins de ne pas en augmenter le
nombre.

Ainsi, réunissons-nous pour les écarter avec

plus d'avantage, et nous rendre plus léger le fardeau que nous nous sommes imposé.

Éclairons-nous mutuellement avec cette loyauté qui nous ferait approuver et suivre une opinion meilleure que la nôtre, et que des sentiments réciproques de bienveillance et d'attachement nous soutiennent au milieu des obstacles que nous avons à surmonter, des dangers qui nous menacent, et de nos chagrins dans les défaites que nous ne pouvons éviter.

Mais je suis rappelé, par mon sujet, aux causes efficientes de la syncope.

S'agit-il de rétablir une sécrétion morbide dont l'interruption subite a jeté le trouble dans toute la machine, les épispastiques pourront être du plus grand secours.

« M. Le Ch..., âgé de cinquante ans, tomba tout à coup dans une syncope effrayante. C'était l'effet de la suppression d'un ulcère qu'il portait à la jambe.

« Bientôt arrivé chez le malade, j'appliquai un vésicatoire sur la partie depuis longtemps ulcérée, et le retour à la vie fut presque aussi prompt que l'avait été l'apparence de la mort.

« Un froid excessif arrêtant la suppuration, avait fait naître cette syncope métastatique, bien plus fréquente que l'on ne pense. »

Je vais en donner un autre exemple qui prouve l'indispensable nécessité d'entretenir l'exutoire dont l'action serait elle-même un avertissement de ne pas le supprimer.

« Une dartre farineuse se manifesta, sans cause connue, chez madame L..., sur l'un des membres abdominaux. Calmée d'abord par le bain tiède et par des lotions, des applications émollientes, cette éruption parait encore plus obéir aux légers apéritifs et à l'effet secondaire d'un vésicatoire appliqué un peu au-dessous de la région qu'il occupait.

« Trompée par cette amélioration, madame L... se croit entièrement guérie, par conséquent dispensée de tous soins, de tout remède, et l'exutoire lui-même a bientôt disparu.

« Mais à l'instant où l'on y songe le moins, elle est prise de convulsions auxquelles succède la perte absolue du sentiment et du mouvement.

« Des sinapismes sont mis à la plante des pieds, un vésicatoire à la place de l'exanthème.

dont il ne restait plus de traces, et la syncope
cède à ces puissants révulsifs. « Cependant, la
dartre ne se montre pas, malgré la mobilité
ordinaire à cette espèce, malgré tous les moyens
de la rappeler à la surface du corps, et les
convulsions se renouvellent, cette fois enrayées
par l'utérus, qui s'enflamme, se tuméfie, devient très-douloureux, et laisse échapper une
humeur puriforme.

« Je prescris les fomentations émollientes sur
l'hypogastre, les bains de siége, l'application
de quelques sangsues à la vulve, au pli de
l'aine, les boissons mucilagineuses, l'introduction dans le canal sous-uréthral d'une éponge
très-fine, imbibée d'eau de guimauve et de laitue tiède, de cette même eau réduite en vapeur, et tous les symptômes de l'inflammation
utérine s'évanouissent.

« La vapeur que je recommande ici particulièrement est bien préférable à l'eau tiède, et
à l'injection, selon moi, pratiquée trop généralement.

« Le jet du fluide, si doucement qu'on le fasse,
aura toujours quelque chose d'irritant, et l'eau
tiède qui va baigner l'utérus n'en diminuera

pas l'orgasme, comme le fait cette vapeur subtile qui le pénètre, le détend, le console et le guérit.

« Plus d'une malade, soumise aux injections toujours avec douleur, s'est bien trouvée de leur avoir substitué l'éponge, et j'ai fait cesser, chez une jeune veuve, à l'aide de quelques applications de sangsues aux aines, et des fumigations émollientes, les sécrétions les plus abondantes, les plus fétides, de longues et cruelles douleurs, au point qu'elle a pu, sans inconvénient, contracter une seconde alliance.

« Madame L...., afin de prévenir de nouveaux accidents, a, pendant quelques mois, pris le matin à jeun une petite tasse d'une très-légère infusion de la douce-amère, et, à ses repas, celle de la scabieuse et du houblon.

« De temps à autre je surveillais le vésicatoire, et voyant qu'il n'agissait plus que faiblement, je le remplaçai par un cautère que madame L.... quoique bien portante, eut grand soin de conserver jusqu'à son décès, occasionné, quinze ans après, par une péripneumonie aiguë. »

Bien des gens croient l'eau salée fort utile contre la dartre farineuse ; mais l'effet réper-

cussif de ce remède devra toujours le rendre
suspect. Pour apprendre à le redouter, je
dirai qu'une fille de vingt ans, désespérée de
voir cette maladie s'étendre sur son visage,
voulut la faire disparaître avec une forte dissolution de sel commun, et que peu d'instants
après, la pauvre malheureuse n'existait plus.

L'hypochondrie étant elle-même une cause
assez fréquente de la syncope, je vais aussi
m'en occuper; ensuite je ferai quelques réflexions sur le système nerveux, et sur l'idée
que l'on doit avoir de la science médicale.

L'hypochondrie, dont la nature et le siége
ont été l'objet d'opinions si différentes, semblerait naître, ainsi que l'a dit Cullen, d'un
état particulier de l'esprit, auquel j'imputerais
encore, avec le docteur E.-F. Dubois, ces phénomènes morbides si nombreux, et tels chez
certains malades, que l'on s'étonnait qu'ils
pussent les supporter; que, non moins encore,
on doutait qu'il fût possible de les faire entièrement disparaître.

Cependant aux moyens les plus simples était
réservée la gloire du succès.

Plus d'un hypochondriaque, depuis longues années, tableau fidèle, expression vivante et déplorable de toutes les anomalies, du désordre de toutes les fonctions, c'est-à-dire éprouvant caprices, erreurs de l'imagination; extrême susceptibilité; disposition à rire, à pleurer sans sujet; perte sensible, mais passagère de la pensée, de la mémoire, ou, dans leur exercice, exaltation, superfluité pénibles; mobilité des traits; alternative de froid et de chaud, ou ces deux sensations à la fois; sécheresse de la peau ou sueurs profuses exhalant une odeur très-acide; émission abondante d'urine limpide ou rétention complète; douleurs vagues; mouvements irréguliers, involontaires, plus ou moins pénibles; variations du pouls; sommeil très-inégal; défaut d'appétit, ou faim pressante; constipation ou diarrhée; toux sèche et quelquefois convulsive, ou salivation, expectoration non moins fatigantes; flatuosités; élévation de l'abdomen; anxiété précordiale; vomituritions, hémorrhoïdes, céphalalgie; vertiges, et tant d'autres symptômes prouvant aussi que, dans l'affection dont il s'agit, aucun système, aucun organe, aucune partie du corps, ne sont épargnés... a vu cesser son supplice à l'aide d'une médication si restreinte que d'abord il aura fondé sur elle bien peu d'espoir.

Le traitement de l'hypochondrie doit être surtout moral comme sa cause.

Il faut donc s'attacher à l'esprit du malade, toujours essayer de le calmer, de le distraire, de le fixer sur un objet agréable, et bien se garder de traiter de visions ses idées bizarres, de paniques ses frayeurs presque continuelles, d'imaginaires tous les maux qu'il redoute, ou dont il se croit assiégé.

Il faut encore feindre de se prêter à son étrange penchant pour les remèdes, et toutefois lui en donner le moins possible, selon cette règle générale : *Pæucis uti sed bonis ;* le détourner de toute occupation, de toute affaire sérieuses ; lui ordonner les voyages, l'équitation, l'horticulture, une vie très-régulière ; lui offrir toutes les consolations de l'amitié, et l'on verra que si Montanus avait raison d'engager les hypochondriaques à fuir les médicaments, à tort il leur donnait le conseil de fuir aussi les médecins, la part que l'on prend aux souffrances de ses semblables pouvant singulièrement contribuer à les guérir.

Parmi les écrits les plus propres à nous éclairer sur le traitement des affections dites vaporeuses, je citerai celui du docteur Pomme, œuvre de science et de philanthropie, dans laquelle on admire le triomphe des remèdes les plus ordinaires sur celles qui, au milieu d'une aveugle polypharmacie, avaient, sous toutes les formes imaginables, traîné les malades aux portes de la mort.

Prévenir les maladies, en arrêter les progrès, les guérir, sont autant de points sur lesquels doit se fixer l'attention du médecin.

Il ne cessera donc, pour atteindre au premier but, de recommander l'amour du travail, l'amour du bien, la sobriété, la modération en toutes choses, la propreté, la plus grande attention à se vêtir selon les diverses saisons de l'année, selon les divers changements que peut, dans un même jour, éprouver la température de l'air, puisque ce sont les principaux moyens d'acquérir et de conserver la santé.

Les deux autres tâches, plus difficiles à rem-

plir, le deviendront d'autant moins, qu'il saura
bien étudier la nature et non l'imaginer, par
conséquent, agir d'après les indications que lui
offrira cette force régulatrice de tous les mouvements du corps, et que Van Helmont, dont
les succès furent éclatants, eut l'heureuse idée
d'appeler la force de Dieu.

Tels sont les principes qui firent adopter au
docteur Pomme la méthode qu'il a défendue
contre d'injustes adversaires avec une rare
constance, et obtenir les plus grands effets des
choses en apparence les plus petites; car c'est
ainsi que bien des gens appelleront les bains,
l'eau de poulet, le petit-lait, et autres semblables moyens curatifs, n'accordant le nom
de médicaments qu'aux substances les moins
usitées, les plus énergiques, et ne regardant
comme médecins que ceux qu'ils verraient les
plus portés, les plus prompts à les prescrire.

Cette fausse idée, que l'on parviendra diffi-
cilement à détruire, devait faire suspecter la
bonne foi d'un homme promettant de guérir
les maladies nerveuses les plus invétérées avec
les remèdes les plus vulgaires: aussi, que d'obstacles se sont présentés à cet homme coura-

geux, et combien n'est-il pas glorieux pour lui d'avoir su les vaincre ?

Les observations qu'il a livrées au jugement de la postérité ne permettent plus de méconnaître l'excellence de sa méthode.

Deux suffiront pour appuyer cette assertion.

« M. de La R... avait joui d'une santé parfaite jusqu'à l'âge de vingt-cinq ans ; mais, à la suite de trop fortes contentions d'esprit, il éprouva de légers maux de tête, et de fréquents assoupissements.

« Plusieurs saignées, l'émétique, de nombreux purgatifs, des diurétiques, des antispasmodiques échauffants, loin de soulager, ont fait naître des palpitations de cœur, des battements douloureux dans la tête et dans l'abdomen, des frayeurs et des suffocations, surtout au milieu de la nuit, des crispations nerveuses, des agitations musculaires, une profonde tristesse, et cette affection hypochondriaque qui, pendant douze ans, avait, selon les expressions du malade, tenu son esprit et son corps dans une dépendance continuelle, fut, avant l'expiration de la treizième année, détruite entièrement par les bains tièdes, l'eau de poulet, le petit-lait, et les eaux minérales d'Yeuset. »

« Madame de C..., âgée de cinquante ans, d'un tempérament sanguin, fut attaquée de vapeurs dès la première année de son mariage. Les symptômes les plus ordinaires étaient des vertiges, des vomissements, des contractions douloureuses, et, dans les jambes, un tremblement convulsif qui, pendant vingt-sept ans, l'empêcha de sortir du lit.

« Réduite, après tous les traitements qu'on lui avait fait subir, à ne plus rien espérer de la médecine, elle eut pourtant la satisfaction de voir ce mal, si rebelle en apparence, céder en moins d'un an aux bains froids, dans lesquels elle restait cinq heures le matin, et trois heures le soir ; aux aspersions froides sur la tête, souvent indiquées par une grande chaleur cérébrale ; à l'eau de poulet, et au petit-lait, dont elle buvait très-largement ; enfin aux légères secousses que, pendant quelques voyages, elle éprouva dans une voiture commode, et qui contribuèrent à rétablir ses forces et sa santé. »

Plusieurs médecins, convaincus du pouvoir de la méthode humectante, se sont empressés de l'adopter, et d'offrir à son auteur leurs victoires, qu'il semblait derechef avoir remportées lui-même.

Je veux, à l'exemple de ces dignes praticiens, faire hommage au docteur Pomme d'une guérison, encore assez récente, que je crois aussi devoir à sa doctrine.

« M. P..., sexagénaire, était affecté d'une suppression totale des déjections alvines, et d'un catarrhe vésical. L'un et l'autre ont duré plus de trois mois, pendant lesquels j'ai donné au malade les soins les plus assidus. Mon traitement a consisté en fomentations émollientes, portions de lavements adoucissants et parfois laxatifs, boissons tempérantes, légères frictions avec l'huile d'amandes douces, bains de vapeur, demi-bains et bains entiers tièdes. Ces derniers surtout ont produit une grande amélioration que sont ensuite venus lui disputer le doux mouvement d'une bonne voiture, un régime analeptique, l'air pur des champs, un exercice modéré, tous les moyens possibles de distraction et d'agrément, toutes les douceurs de l'amitié.

« La maladie de M. P... avait été occasionnée

par de longues méditations, auxquelles on doit de nouvelles preuves de son rare talent, et par le chagrin qu'il a ressenti d'une faute grave commise à son préjudice, et à l'occasion de laquelle il a fait paraître le plus noble désintéressement. »

Je passe à l'examen du système nerveux.

On appelle nerfs des cordons blanchâtres résultant de la réunion d'un très-grand nombre de filaments, et, comme chacun de ces petits filets, ayant pour enveloppe une membrane adhérente au tissu cellulaire dont elle est, selon Bichat, peut-être ce tissu lui-même un peu plus condensé.

Ne connaissant aucune propriété des solides à la substance contenue dans les canaux névrilématiques, Bichat propose de mettre au rang des fluides cette substance, qui semblerait alors emprunter du névrilème l'apparence fibrillaire dans laquelle on croit l'apercevoir.

Je pourrais opposer à cet illustre anatomiste l'opinion d'hommes que leur célébrité me dispense de nommer; mais déjà les plus distingués d'entre eux se sont rapprochés de lui, en refusant à ce qu'ils appellent la fibre nerveuse la propriété élastique dont tous les corps, sans exception, jouissent à un degré plus ou moins élevé, et dont toutefois la cause est encore inconnue.

La même obscurité règne sur le mode d'action de ce que l'on appelle agents directs de la sensibilité.

Or, attribuant à leur irritabilité, à leur tension, à leur sécheresse, à leur racornissement, les affections vaporeuses, Pomme s'est contenté d'opposer à celles-ci, et presque toujours victorieusement, les simples humectants, tels que bains entiers, demi-bains tièdes, etc. Les bouillons de veau, d'agneau, de poulet, de grenouilles, etc.; puis la saignée, les limonades végétale et minérale, l'eau froide, l'eau glacée, etc., lorsque le spasme était entretenu par une trop grande chaleur du corps et par une extrême raréfaction de tous les fluides dont le retour à la température ordinaire était le signal du relâchement qu'il désirait obtenir.

On a pu, sans contredit, ne pas admettre ses idées sur le racornissement des nerfs; mais tourner en ridicule cet habile médecin, et ne pas essayer d'établir une théorie meilleure que la sienne, c'est avoir eu le double tort de s'attacher à l'homme, pour le déprimer sans profit pour la science.

Un autre, encore moins pardonnable, c'est de sacrifier tout à l'erreur en présence des faits les plus propres à convaincre de la bonté de sa méthode, plutôt que de l'admettre, et d'en aider la nature, dont il avait si bien compris les intentions, les besoins, et réalisé les espérances.

Ainsi l'envie, toujours injuste et toujours cruelle, lui fit payer chèrement le plaisir de faire des heureux, doux sentiment qu'elle ne pouvait lui ravir, et qui tient lieu de récompense à l'homme vraiment ami de ses semblables, et dont la devise est : *Tout pour l'humanité.*

Si, des expériences de Bogros, il faut conclure que la fonction nerveuse soit une véritable circulation, et si, dans le fluide circulant, gît la cause excitatrice de la vie, devra-t-on supposer ailleurs que dans l'altération de ce fluide, altération aussi mystérieuse que lui-même, ou dans quelque obstacle à son libre cours, la cause de toutes les névroses? et ces inflammations, ces infiltrations, ces ulcérations, ces dilatations variqueuses, ces tumeurs, ces ossifications, que l'on a dit être communes aux nerfs et à leurs enveloppes, pourrait-on aussi ne pas les regarder comme autant d'affections particulières à ces mêmes enveloppes, surtout au névrilème, aux nombreux vaisseaux qui le pénètrent, et déposent dans toutes les gaines et dans tous les canaux qu'il forme l'élément nerveux, sujet éternel d'investigations, de raisonnements, d'hypothèses, et lui-même, en cela seul que l'on ne saurait le saisir, arguant contre ces hommes qui persistent à nier l'existence de l'âme, sous le prétexte qu'elle ne peut tomber sous nos sens?

L'erreur que Pomme a commise en donnant à la substance nerveuse des propriétés de tissu qu'elle n'a pas, et certaines lésions dont, à cet égard, elle n'est point susceptible, ne fait rien à sa réputation de médecin habile et de bienfaiteur de l'humanité.

Ces lésions du névrilème et de ses dépendances, cette altération du fluide nerveux, ou ces entraves à la circulation de ce fluide, les causes qui les ont déterminées et qui les entretiennent, jettent nécessairement le trouble dans l'innervation, et s'appliquer à pouvoir y porter remède est la tâche difficile que Pomme s'était proposé de remplir.

Laissant à part l'opinion qu'il s'est formée de l'état morbide du système nerveux dans l'hypochondrie et dans l'hystérie, convenons que son traitement, aussi simple que sont nombreux et variés les symptômes qu'elles offrent l'une et l'autre, et que trop de médecins se sont attachés à combattre isolément, a presque toujours été très-efficace.

Gardons-nous, comme il a su le faire, gardons-nous bien de leur opposer le castoréum, l'éther, le succin, le camphre, l'assa fœtida, le musc, la valériane, et autres semblables remèdes qui ne seraient, ainsi qu'ils ont été, rien moins que sédatifs, et que l'on peut remplacer avec tant d'avantage par ceux dont le premier, sans contredit, il a fait à ces deux maladies une application toute particulière.

Veut-on, à cet égard, lui contester l'initiative, je répondrai : S'il est vrai que la vertu des bains ait été connue dès la plus haute anti-

quité ; que, dans Hippocrate, je veux dire dans
les œuvres qui portent le cachet de son génie,
et que l'on puisse conséquemment lui attribuer, il soit fait mention du bain tiède comme
d'un antiphlogistique par excellence, et du
bain froid comme d'un puissant sédatif, selon
les circonstances qui déterminent leur emploi ;
qu'Alexandre de Tralles en ait parlé de cette manière, et les ait fait entrer dans le traitement
de la mélancolie ; que Celse nous ait laissé,
pour ainsi dire à chaque page, les préceptes
les plus sages sur l'emploi de ces bains dont
il accuse tous ses devanciers d'avoir été trop
ménagers, à l'exception d'Asclépiade, auquel
il reproche l'excès contraire, il est également
certain qu'aucun des pères de la médecine, en
publiant, ainsi que Pomme se fait un devoir
d'en convenir, tous les avantages que l'on
puisse tirer du bain, ne les a confirmés par
aucune observation semblable aux siennes ; et,
pour ne rien omettre sur ce point, je citerai
derechef Alexandre de Tralles, qui, dans le
traitement de la mélancolie, place le bain entre
la saignée et les purgatifs : ceux-ci devant être,
selon lui, d'autant plus énergiques, et donnés

à des doses d'autant plus fortes, qu'elle sera plus invétérée, plus rebelle.

Un seul fait, chez les auteurs que Pomme a pu consulter, serait capable de soutenir la comparaison avec ceux qu'il nous a transmis. En voici la traduction:

« Un prélat très-renommé par ses vertus et son profond savoir, après une longue application à l'étude et les plus sérieuses méditations, est affecté d'hypochondrie, puis d'altération de toutes les humeurs, et d'un grand désordre dans les fonctions des organes digestifs.

« Aux ferrugineux pris jusqu'à satiété, à l'usage de presque toutes les eaux minérales et de purgatifs souvent réitérés, avaient succédé tous les antiscorbutiques et la plupart des poudres testacées, comme aptes à diminuer l'âcreté du sang.

« Épuisé par cette médication autant que par la maladie, il fut attaqué d'une diarrhée colliquative qui, dans la phthisie et dans les autres maladies chroniques, est pour l'ordinaire un signe précurseur de la mort.

« Consulté dans cet état de choses, je pensai qu'il fallait s'abstenir des remèdes pharmaceutiques employés avec tant de profusion et si peu de succès, et, pour les raisons ci-devant exposées, je prescrivis, comme le seul moyen de guérison, l'exercice du cheval, d'abord relatif à l'extrême faiblesse du malade, faiblesse qui l'aurait empêché d'oser même en essayer, s'il n'avait pris conseil de toute la pénétration dont il était capable. Je l'engageai à continuer cet exercice avec l'attention de l'augmenter de manière à pouvoir, en un seul jour, faire autant de milles que peuvent en parcourir des personnes qui, pour leurs affaires, ont entrepris un long voyage ; à n'avoir, pendant ce temps, aucun égard aux aliments, aux boissons, ni même à la température de l'air, devant agir, sur cela, comme ferait tout autre voyageur.

« Docile à mes avis, il fit d'abord peu de chemin, puis un peu plus, puis, excité à ce nouveau genre de vie par l'effet qu'il en éprouvait, il y persista plusieurs mois, pendant lesquels il a fait plus de mille lieues, recouvré la santé, et même assez de force et de vigueur. »

Quel doit être notre étonnement, après avoir

admiré, dans cet exemple, la sagesse de Sydenham, de voir ce grand praticien lui-même errer dans le traitement de l'hypochondrie, de l'hystérie, lorsqu'en même temps il donnait des préceptes si lumineux sur la manière d'interpréter et de combattre la variole !

Mais, ce qui n'est pas moins surprenant, c'est que Frédéric Hoffmann, habile à distinguer les deux névroses dont il s'agit, n'ait pas mis à profit cette distinction qu'il estimait devoir être d'une grande utilité dans la pratique.

L'observation qu'il nous a laissée sur une affection hypochondriaco-hystérique m'autorise à tenir ce langage.

« Consulté après quelques autres médecins, il commence par approuver tous les remèdes qu'ils avaient prescrits ; seulement il lui semble que l'effet en aurait été plus heureux, s'ils avaient été donnés dans un ordre et dans un temps plus convenables.

« Or, ces médecins croyant reconnaître, dans la plupart des symptômes, l'une et l'autre névroses, et les imputant à la dépravation des humeurs, aux altérations organiques qu'elle

aurait produites ; croyant aussi pouvoir expliquer cet état de choses, en disant que les vaisseaux sanguins de l'utérus, distendus par un
fluide surabondant, visqueux, et faisant de
vains efforts pour s'échapper, entraînaient
tout le système nerveux dans une série de
mouvements très-pénibles, et jugeant que de
l'éloignement des causes qui mettent obstacle
au cours du sang dépendait le succès de la
cure, et que des remèdes atténuants, tempérants, apéritifs et révulsifs, on devait l'attendre ;
ces médecins, disons-nous, avaient conseillé
de faire prendre à la malade, trois semaines
avant l'évacuation menstruelle, le matin à jeun,
des pilules faites avec l'extrait d'ellébore et
de myrrhe, l'extrait de camomille, la cascarille,
la mille-feuille, le castoréum, la limaille de fer,
le cinabre natif, et l'essence de romarin, ensuite une tisane de chicorée sauvage, polypode
de chêne, arnica, romarin, anis étoilé, et, peu
avant les repas, dans un bouillon, une petite
pincée de poudre composée de sel d'absinthe
et de tartre vitriolé ; trois heures après ces
mêmes repas, dans la tisane ci-dessus pres-
crite, cinquante gouttes d'esprit de sel ammo-

miac tenant en dissolution les principes du galbanum ; le soir, une poudre stomachique, dans laquelle étaient, entre autres substances, la racine d'arum, la pimprenelle, le succin et les yeux d'écrevisse préparés ; puis encore ils avaient ordonné des pédiluves aromatiques, et, pendant les huit jours antérieurs au flux périodique, d'appliquer des sangsues près des vaisseaux hémorrhoïdaux ; d'entretenir avec le plus grand soin la chaleur par des frictions et par des applications faites en conséquence, de réprimer le mouvement des humeurs, et de prévenir les convulsions hystériques, en prenant, trois fois par jour, l'esprit de nitre castorisé ; le soir, quelques grains de poudre d'antimoine diaphorétique, de cinabre bien préparé, de nitre, de castoréum, et, pour apaiser les spasmes, les douleurs de l'abdomen, d'en frotter toutes les régions avec un mélange de baume du Pérou, d'essence de muscade, d'huile de lavande ; ensuite de le couvrir d'un cataplasme de feuilles de jusquiame cuites dans le lait, et d'introduire la fumée de tabac dans les gros intestins ; enfin ils avaient recommandé la plus grande tranquillité de l'âme, un exercice doux par un temps serein, le soin d'éviter l'air humide et froid, les boissons trop échauffantes et les aliments flatueux, gras, toujours difficiles à digérer.

« Hoffmann, rapportant la gêne et le resserrement épigastriques, les nausées, les vomituritions, etc., les douleurs abdominales, profondes et lancinantes, celles du dos et du sacrum, le ténesme, le refroidissement des extrémités, les défaillances, éprouvés par la malade, aux constrictions spasmodiques de tout l'appareil digestif, des plexus nerveux rachidiens, etc., et celles-ci et le désordre de toutes les fonctions à la suppression des règles, estime qu'il est à propos de calmer le système nerveux, et de lui redonner sa force naturelle, afin de rendre aussi plus facile l'effet des remèdes propres à relâcher les vaisseaux de l'utérus, à rétablir le cours des fluides et l'évacuation périodique.

« Mais le traitement qu'ensuite il propose, et dans lequel on ne voit encore que trop figurer, avec quelques eccoprotiques, les semences de fenouil et d'anis étoilé, les fleurs de tilleul, de

camomille, de sureau, les sommités de mille-
feuille et d'armoise, le safran, le chardon
bénit, les racines de scorsonère, de chicorée
sauvage, de pivoine, de gentiane, la myrrhe,
le succin, etc. : ce traitement a-t-il été heureux? C'est ce que Hoffmann ne dit pas, et ce
dont il est permis de douter. »

Telles étaient les traces que Pomme aurait
pu suivre, s'il avait voulu ne voir que par les
yeux de ses devanciers, et ne point en appeler à son jugement, qui devait l'éclairer sur
leurs propres fautes.

L'irritation du système nerveux, la gravité,
l'inconstance et la multiplicité des signes de
cette irritation, ont paru au docteur Pomme
invoquer exclusivement les remèdes les plus
doux, seuls, en général, propres à les faire
disparaître ; et ne dirait-on pas que d'avance
il ait pris à tâche de concilier, dans cette médication, les diverses opinions de médecins
très-renommés qui ont regardé l'hypochondrie
et l'hystérie, les uns comme des phlegmasies,
les autres, à son exemple, comme des névroses ?

Or, tout ce qui serait capable d'irriter la

fibre dite nerveuse, selon lui déjà trop éréthi-
sée, ne pouvait entrer dans ses vues; et quelle
lumière cet excellent praticien n'a-t-il pas ré-
pandue sur le traitement de toutes les névroses,
en le dégageant d'une foule de remèdes plus
ou moins dangereux, pour le réduire à un
très-petit nombre, en quelque sorte devenu sa
propriété par le choix et l'emploi qu'il en a su
faire!

Ainsi pratiqué, l'art de guérir serait toujours utile, et l'on cesserait d'attribuer ses prodiges au hasard, être idéal forgé par la dé-
mence et l'incrédulité.

Si, dans les annales de cet art, qui fait encore
aujourd'hui regarder l'oracle de Cos comme
l'un des dieux de la terre, on voit tant de théories, dont les unes se détruisent d'elles-mêmes,
et dont les autres, trop absolues, ne peuvent
être admises sans restriction, faut-il en conclure qu'il est conjectural?

Ce serait partir d'un faux principe pour en
tirer une fausse conséquence.

Le vrai médecin n'ignore pas qu'il doit emprunter aux maîtres de son art seulement ce

qu'il y a de bon dans leur théorie, dans leur pratique, laissant le reste à l'erreur dont, comme hommes, ils étaient tributaires.

Aussi, voyez-le porter toute son attention à découvrir la cause, à distinguer le caractère, à reconnaître le siége des maladies : tantôt se reposer sur la force vitale du soin de les guérir, tantôt la relever elle-même et la soutenir dans sa faiblesse, la réprimer dans ses écarts; faire à propos la part de la lésion des solides, et de la surabondance, de l'altération des fluides ; avoir égard à la constitution physique et morale du malade, à sa disposition actuelle, aux diverses saisons, aux divers états atmosphériques; enfin toujours agir rationnellement, parce qu'il se tient au milieu de tous les systèmes sans en adopter aucun ; toutefois, sachant bien que, malgré leurs défauts, ils n'ont pas été sans utilité, et, sur cela, j'engage à lire la dissertation inaugurale du docteur Desbois qu'elle a fait avec honneur entrer dans la carrière.

Puissé-je avoir présenté sous son véritable aspect le premier des arts, cet art que je serais heureux de voir élevé à toute sa hauteur dans l'opinion des hommes !

On croyait avoir trouvé dans ses nombreuses difficultés une forte raison d'en nier l'existence; mais, selon cette judicieuse réflexion de Cabanis : Quand on dit qu'un art est difficile, on est loin de dire qu'il n'existe pas, on dit implicitement le contraire.

Son excellent mémoire sur le degré de certitude de la médecine, mémoire dans lequel on voit, avec le plus vif intérêt, l'éloquence prêter ses charmes à toute la force du raisonnement, laisse bien peu de ressources aux détracteurs de la science médicale.

D'ailleurs, de quelle autre science ne pourra-t-on contester la réalité, si l'on exige trop de celui qui la met en pratique?

Toutes en elles-mêmes sont parfaites, et n'auraient point de bornes, si l'esprit humain pouvait les franchir.

Revenant à mon sujet, je dis que, pour attirer les incrédules à l'art de guérir, c'est au médecin d'en parler toujours avec respect, de lui consacrer tous ses instants, de lui sacrifier

tous ses plaisirs, de l'exercer avec toute la prudence qu'il réclame, avec un zèle extrême, sans
acception de personnes; d'être juste envers
tous ses collègues, et, pour montrer de quelle
grandeur d'âme cet art divin peut le rendre
capable, il doit, à l'égard de ceux mêmes dont
il aurait à se plaindre, être généreux et bon;
il doit aussi pardonner à certains malades leur
injustice et l'oubli des soins les plus empressés,
les plus assidus, l'oubli des plus grands services, les assister encore, et ne point se lasser
de faire des ingrats.

CHAPITRE III.

LÉTHARGIE.

Sous le titre d'affections soporeuses ont été compris toutes les différences et tous les degrés d'assoupissement, degrés dont le premier, a-t-on dit, est la somnolence, et dont les deux derniers sont le carus et l'apoplexie.

Entre ces extrêmes se trouvent le coma, dans lequel les yeux sont fermés et les membres flexibles, le visage est pâle, le pouls grêle et quelquefois imperceptible, le réveil plus ou moins difficile, de plus ou moins longue durée, et la léthargie, qui tire son nom d'un sommeil que l'on croirait être celui de la mort, et de l'oubli de ce que l'on a fait et dit avant et pendant l'accès; toutefois cet oubli du passé lui est commun avec d'autres névroses cérébrales, telles que l'épilepsie, l'extase, le somnambulisme, l'anesthésie, ainsi appelée de la privation en apparence absolue des sens internes et externes, mais encore plus caractérisée par une sorte d'immobilité qui fait ressembler le sujet à une statue ; enfin, la catalepsie, de toutes les maladies du corps la plus extraordinaire, puisqu'elle a le pouvoir de le retenir dans la situation où il était à l'instant de l'attaque, de le faire céder à tous les mouvements qu'on lui imprime, de lui laisser prendre et conserver toutes les positions que l'on voudrait lui donner, différant en cela de l'extase qui, à la vérité, tient aussi le malade dans l'attitude où il se trouvait lors de l'invasion, mais ne le rend pas susceptible de se prêter, comme le cataleptique, à toutes les fantaisies d'une vaine curiosité.

Dans l'affection à laquelle appartient le nom de léthargie, la suspension de tous les phénomènes vitaux laisse douter si le sujet existe encore, et dans aucune autre névrose encéphalique, l'assoupissement ne saurait être plus profond.

Il est donc très-urgent de recourir aux sti-

mulants, et surtout aux remèdes que semblerait indiquer la cause notoire ou présumée de
l'état léthargique; car, évidemment, cette cause
étant enlevée, le moteur de tous les organes,
jeté par elle dans l'inertie la plus désespérante, pourra, comme auparavant, répondre
aux impressions des sens, à celles de la volonté,
et présider derechef à tous les actes de l'économie animale.

On a cité pour exemple de la plus longue
léthargie le sommeil de lady Roussel; mais
ce sommeil aurait été bien court, en comparaison de mois entiers pendant lesquels d'autres personnes sont dites l'avoir éprouvé sans
interruption.

Ainsi l'opiniâtreté de la léthargie nous avertit de persister nous-mêmes dans l'usage de
tous les moyens que les circonstances et l'art
de guérir mettent à notre disposition.

Quelquefois, néanmoins, on pourrait la faire
assez promptement disparaître.

« Madame P..., bonne épouse, bonne mère,
fut, presque à l'issue du dîner, frappée tout à
coup d'assoupissement, d'immobilité, d'insensibilité, que bientôt accompagnèrent l'altéra-

tion des traits, une sueur froide et une pâleur générale.

« A cet aspect on la crut morte, et sa demeure retentit de gémissements.

« Mais, à l'aide de spiritueux introduits dans les fosses nasales, de frictions faites, spécialement sur les régions de l'estomac et du cœur, avec des linges secs et chauds, de sinapismes aux pieds, aux genoux, aux poignets, et d'une dissolution de deux grains de tartre émétique dans un demi-verre d'eau, donnée par petites cuillerées, j'eus le bonheur de rendre à la vie cette excellente dame, qui, seize ans encore après, faisait les délices de toute sa famille.

« Les soins que, pendant huit heures consécutives, on lui donna sans relâche, et toujours avec une ardeur facile à concevoir, mais impossible à dépeindre, auraient été moins tôt efficaces, si la cause de cette léthargie n'avait résidé dans les premières voies.

« Plusieurs évacuations abondantes survenues après ce laps de temps, et, avec elles, le rétablissement progressif de toutes les fonctions, me paraissent ne laisser aucun doute à cet égard. »

Pinel a dit que la léthargie souvent avait son principe dans l'abdomen, et que, de là, sont résultés les fréquents succès de l'émétique.

Cette maladie reconnaît bien des causes.

Elle peut être déterminée notamment par des métastases sur le cerveau dans les affections exanthématiques, rhumatismales, etc., et ne point résister aux épispastiques propres à dégager cet organe en appelant à la surface du corps la cause et le point d'irritation;

Par l'engorgement des vaisseaux sanguins encéphaliques au milieu d'un travail excessif, d'un accès de colère, et disparaître sous l'influence des boissons tempérantes, et de la saignée faite en premier lieu, comme plus révulsive, aux extrémités inférieures, ensuite au bras, au cou, etc.;

Par la présence des vers, surtout de l'ascaride lombrical, et du tænia, communément et improprement appelé ver solitaire, et cesser à la suite de leur expulsion, dont il ne faut plus désespérer, d'après l'usage que l'on peut faire de la racine du grenadier, et, sur cela, j'invite encore à consulter l'excellente monographie du docteur Mérat;

Par une trop forte dose d'opium, et disparaître à l'aide de moyens propres à le faire
évacuer complétement; d'une légère infusion
de noix de galle, capable de le décomposer,
d'affaiblir son activité; de boissons acidulées
offertes alors comme tempérantes, et sans
avoir le grave inconvénient de le dissoudre,
par conséquent de favoriser l'absorption de
ses deux principes essentiellement vénéneux;
enfin, de la saignée, praticable seulement et
rigoureusement en cas de pléthore;

Par l'hystérie, qu'elle accompagne durant
l'accès, si long qu'il puisse être, pour céder
avec elle au traitement le plus rationnel, et
par là j'entends moins les antihystériques et
les antispasmodiques proprement dits que les
aqueux et les mucilagineux du docteur Pomme;
puis on sait que, bien des fois, l'hystérie et la
léthargie n'ont été vaincues que par les forces
de la nature.

Ici, reconnaissons l'extrême utilité du temps,
du doute le plus absolu sur la mort apparente,
et d'une patience à toute épreuve, et de ces soins
affectueux au milieu desquels s'est opérée plus
d'une résurrection que nous devons avoir ton-

jours présente à l'esprit pour ne pas nous exposer au regret éternel d'une précipitation qui
pourrait nous rendre homicides.

On observe dans certaines fièvres un assoupissement moins profond que le sommeil
léthargique, et c'est parce qu'il existait presque toujours dans celle des années 1673, 74,
75, que Sydenham l'a spécialement appelée
comateuse.

« Le malade, réveillé par de grands cris,
avait à peine ouvert les yeux, qu'il les refer-
mait accablé de sommeil. On profitait de ces
courts intervalles pour lui faire prendre quelque breuvage...

« Le trentième jour il entrait en convalescence, et celle-ci se manifestait par une envie
démesurée de quelque boisson ou de quelque
aliment extraordinaire.

« La tête, pendant quelques jours, ne pouvant se soutenir, inclinait à droite et à gauche, et ce phénomène disparaissait avec l'ac-
croissement des forces.

« La différence très-remarquable de quelques symptômes de cette maladie avec ceux

des fièvres de la constitution précédente, et sa résistance aux purgatifs, dont, à leur égard, Sydenham avait tiré le plus grand avantage, lui firent reconnaître qu'elle était d'un autre genre, qu'il devait mettre encore plus de temps à l'observer, et ne la considérer qu'en elle-même et dégagée de toute complication, pour mieux saisir les indications qu'il aurait à remplir.

« Une cruelle céphalalgie, une disposition particulière de cette fièvre à tourmenter aussi les régions latérales du thorax, la ressemblance du sang avec celui des pleurétiques, semblaient attester que l'inflammation n'était pas médiocre ; mais la décoloration du sang après la première ou seconde saignée, le danger, pour le malade, d'en perdre davantage, avertirent Sydenham que déjà cette inflammation n'avait plus la même intensité, que, par conséquent, loin d'en venir à de nouvelles émissions sanguines, il fallait scrupuleusement s'en abstenir, et les suppléer par des lavements souvent réitérés et des boissons rafraîchissantes.

« Aussi s'est-il borné, dans le principe, à faire tirer du bras une quantité de sang proportionnée à l'âge et aux forces du sujet, puis appliquer un vésicatoire à la nuque et donner de simples délayants ; ensuite il laissait la maladie s'affaiblir d'elle-même, et permettait au malade autant de petite bière qu'il pouvait en désirer.

« Cette méthode toute simple a cependant encore été réduite, Sydenham ayant pu, sans le secours des épispastiques, guérir la fièvre dont il s'agit. »

Le coma, que par intervalles on peut, si profond qu'il soit, faire cesser pour quelques instants, ne saurait, par cela même qu'il se laisse interrompre, être comparé, ni à la léthargie proprement dite, ni au carus qui me semble ne différer de celle-ci que par le nom.

« J'ai vu, dans certaines affections sporadiques, le coma dominer également tous les autres symptômes, et, récemment encore, j'avais à traiter un jeune homme de dix-neuf ans, tombé, le quatrième jour d'une fièvre ataxique, exanthématique, dans un assoupissement d'où il ne sortait qu'après une forte excitation, et qui recommençait aussitôt que le malade avait pris quelques cuillerées de tisanes de mauve, de guimauve, de molène, de chiendent, de réglisse, les seules que l'éruption et une abondante transpiration m'aient fait prescrire, et les seules, ce me semble, convenables en pareille circonstance, toutes les autres boissons, soit rafraîchissantes, telles que l'eau de gruau, d'orge, de groseilles, le petit-lait, etc.; soit échauffantes, telles que la décoction des racines de contrayerva, d'acorus calamus, l'infusion de l'écorce péruvienne, etc., pouvant, les unes s'opposer au développement de l'exanthème, en faisant résorber l'inflammation cutanée, et de suite entraîner la perte du sujet; les autres augmenter l'irritation et la phlogose au point de les rendre également mortelles.

« L'effet des boissons, dont le grand avantage dans les fièvres exanthématiques avec sueurs profuses est de n'imprimer aucune sensation de fraîcheur, et pourtant de calmer la chaleur et la soif, a été secondé par l'application de sinapismes aux pieds et d'un vésicatoire sur une jambe qui longtemps avait été affectée d'ulcères scrofuleux, et par des demi-lavements émollients administrés après la dessiccation des vésicules miliaires; puis deux minoratifs ont achevé la guérison. »

Cette simplicité de traitement, pourtant heureuse dans toutes les maladies que l'art de guérir et la nature, aidés l'un par l'autre, ont le pouvoir de vaincre, n'en imposera point aux personnes qui mesurent, ainsi que je l'ai déjà dit, les ressources de la médecine sur la multiplicité, l'activité, la violence des médicaments, et, sur elles, les lumières et la capacité de celui qui l'exerce.

Mais, si défavorable que puisse être leur opinion à mon égard, je ne m'affligerai que d'une chose, c'est qu'en dédaignant des principes fondés sur l'observation, elles soient exposées à des malheurs que, dans ce moment, je m'applique à leur faire éviter.

Oui, l'art de guérir consiste dans le choix d'un très-petit nombre de remèdes, dans leur emploi toujours fait à propos, et quelquefois dans la seule contemplation des mouvements de la nature.

Mais, que d'années il faut, seulement pour se mettre à portée de commencer cette tâche ; et quel homme, si d'abord il pouvait en connaître toutes les difficultés, oserait l'entreprendre !

Aussi, combien de médecins, imitant la sagesse de Socrate, ont dit à la fin de leur noble carrière, qu'ils ne savaient qu'une chose, c'est qu'ils ne savaient rien.

Quelle leçon pour celui qui veut tout expliquer, qui promet plus qu'il ne peut tenir ! Et que ne gagnerait-il pas à se rendre justice, à parler le langage de la vérité éternelle comme le temps qui lui aide à terrasser l'erreur !

Au lieu donc de nous épuiser en vaines discussions, de créer de faux systèmes qui bientôt seraient détruits par d'autres non moins éphémères, laissons-nous guider par l'expérience, car, selon notre Le Pecq de la Clôture, « ce sont des faits qu'il nous faut, et non des probabilités, des opinions ; ce sont des faits en très-grand nombre, et tous bien observés ; autrement l'obscurité succède au rayon de lumière, et la pratique devient pour ainsi dire criminelle. »

Si Le Pecq n'avait lui-même été fidèle à sa doctrine, serait-il à bon droit regardé comme l'un des plus savants, des plus habiles médecins de son siècle, et l'un des hommes les plus illustres de la Normandie ?

Ce que je viens de dire n'ajoutera rien à sa gloire, rien à l'éloge que des auteurs dont le suffrage ne s'attache qu'au vrai mérite ont fait de ses écrits, de sa personne; mais c'est un devoir d'honorer les bienfaiteurs du genre humain, et ce devoir, j'étais impatient, je suis heureux de le remplir.

Si la plupart des maladies simples ou compliquées, aiguës ou chroniques, doivent être traitées par les moyens généraux; et si ces moyens, toujours bien dirigés, parviennent à les guérir, il n'en est pas de même de quelques autres qui ne cèdent qu'à des remèdes auxquels je laisserai le nom de spécifiques, quoique, selon plus d'un auteur recommandable, aucun médicament ne mérite de le porter.

Je ne veux point ici parler d'agents thérapeutiques opérant sur nos organes un effet particulier, mais positivement de ceux qui semblent s'attacher à la cause de certaines maladies, et seuls paraissent capables de la détruire.

Ainsi, quoique le quinquina puisse être, en général, utilement administré sous toutes les formes et de toutes les manières, dans les fièvres

intermittentes, n'oublions pas que, dans quelques-unes d'entre elles, on a pu se dispenser
d'en faire usage; que, dans quelques autres,
on doit scrupuleusement s'en abstenir; mais
aussi que, dans celles dont l'invasion subite,
la violence, et les perfides anomalies indiquent
assez le funeste caractère, il exerce sur la
cause qui les a produites, sur cette cause invisible, inexplicable, un empire presque divin.

Pinel a dit : « L'idée du quinquina prescrit
comme spécifique des fièvres intermittentes,
et par conséquent d'une manière générale, ne
saurait que produire des erreurs graves et des
applications faites à contre-temps. »

On devra donc, avant de l'administrer, remédier, s'il est indiqué de le faire, à l'embarras gastrique, etc., autrement il pourrait mettre le sujet en danger de périr, et voici ma
preuve :

« Une fièvre méningo-gastrique intermittente,
traitée, dès son origine, par le quinquina,
bientôt se complique d'adynamie et d'ataxie.
On lui oppose le camphre, l'éther, et autres
fortifiants aromatiques, spiritueux; elle de-

vient encore plus grave, et je suis appelé auprès du malade.

« Enduit jaune et sec de la langue, des lèvres
et des dents, haleine fétide, couleur terreuse
de la face, ongles livides, urine trouble et
brunâtre, frissons suivis de chaleur, aridité
de la peau, pouls dur et fréquent, tension
abdominale, soif ardente, borborygmes, hoquets, coma somnolentum au milieu duquel
sensibilité de l'épigastre à une forte pression :
tels étaient les symptômes que le traitement,
en apparence le plus ordinaire, devait faire
évanouir.

« Boissons délayantes, acidules, tempérantes,
potions adoucissantes, applications émollientes aux pieds et sur les régions antérieure
et latérales de l'abdomen, demi-lavements de
graine de lin, de guimauve, de molène, de
son, de pariétaire, ont préparé la guérison
enfin opérée complétement par le tartre émétique et quelques minoratifs dont l'effet a été
prodigieux. »

Il est évident qu'il fallait, en premier lieu,
dégager les voies digestives; et si, par ce
moyen, on avait triomphé de la maladie, ce

n'aurait été qu'un exemple de plus du prompt succès des évacuatifs en pareille circonstance.

Le quinquina donné sans précaution ne peut qu'être nuisible.

Il le serait autant de fois que l'on négligerait de le faire précéder de la saignée, s'il y avait pléthore ou inflammation, et de boissons vomitives, laxatives, s'il existait des signes de surexcitation de la muqueuse gastro-intestinale, et de congestion bilieuse, ces boissons étant elles-mêmes devenues fébrifuges dans le cas dont il s'agit.

Les fautes que l'on commet dans l'application des remèdes ne leur sont point imputables, et ne doivent point également être attribuées à l'art de guérir.

Cet art, quoi que l'on puisse dire, est d'une utilité réelle, incontestable, et les cures surprenantes qu'on lui voit faire attestent que souvent la nature a besoin de son aide, autant qu'elle-même lui serait nécessaire pour opérer ces merveilles.

J'ajouterai que parfois il se montre bien supérieur à cette force que le divin vieillard appelait médicatrice, et c'est alors que l'effet salutaire de l'écorce péruvienne apparaît dans tout son éclat.

La dose de ce précieux remède se mesure à la force des accès qu'il est urgent de prévenir, et c'est ainsi que Pinel a su se rendre maître d'une double tierce avec état soporeux.

« Le malade, âgé de seize ans, s'était rendu de Paris à Corbeil où était sa maison de campagne. La fièvre préluda par des frissons violents, et par un froid intense qui se faisait sentir dans les jambes; elle avait lieu pendant la nuit; les plus grands accès étaient marqués par le délire, par une vive chaleur, et par beaucoup d'agitation. Durant les petits accès, mêmes symptômes, mais à un moindre degré. Le huitième accès commença à être seulement caractérisé par le coma. Dès lors les accidents ne marchèrent plus qu'en augmentant de violence, à compter du jour où l'assoupissement s'était manifesté. Le sixième jour depuis cette même époque, l'accès fut on ne peut plus grave: froid invincible des jambes et des cuisses, aspect cadavéreux, insensibilité profonde. Le lendemain, cependant, retour de la chaleur, et libre exercice des sens. Le professeur Pinel, ayant été appelé, déclara que l'écorce du Pérou, donnée jusqu'à ce moment en apozème, était insuffisante pour arrêter la fièvre; il fit administrer le même remède en poudre à la dose d'une once et demie. L'accès qui devait suivre n'eut pas lieu, et la nuit fut assez tranquille. Le lendemain, le malade ne se plaignait que d'une grande faiblesse. On le soutint par quelques cuillerées de bon vin, et sa convalescence fut longue, mais il se rétablit parfaitement. On eut recours aux bains pour dissiper quelques douleurs et des crampes que le malade ressentait dans le gras des jambes, et qui le fatiguaient lorsqu'il voulait marcher. »

Je lis encore dans la savante dissertation d'Alibert sur les fièvres pernicieuses, ou ataxiques intermittentes, dissertation à laquelle est empruntée l'observation précédente, que Galeazzi avait vu des fièvres sujettes à de fréquentes récidives, si, dans l'intermission, il ne donnait aux malades, même au delà de sept onces de quinquina réduit en poudre, et que l'on pouvait en faire prendre jusqu'à six gros à la fois, si le péril était imminent, et si l'accès devait reparaître après un trop court espace de temps.

Mais cette manière d'en user devenant très-incommode, il importait beaucoup d'en trouver une autre qui pût également remplacer les teintures spiritueuses chargées de ses principes les plus actifs, et, des analyses habilement faites des véritables espèces de quinquina est résultée la découverte de deux substances alcalines connues sous les noms de quinine et de cinchonine.

Ces mêmes substances, combinées avec l'acide sulfurique, ont été substituées à la poudre de quinquina dont on leur attribue toutes les propriétés.

Quelques grains de sulfate de quinine ou de cinchonine équivalant à plusieurs gros de l'écorce péruvienne ont sur elle l'avantage de rendre bien moins pénible l'emploi du fébrifuge par excellence, que Werlhof lui-même a dit agir spécifiquement sur les fièvres intermittentes.

Il sera facile d'épargner le goût du malade, en donnant le sel neutre sous forme de pilules, si l'appareil de la déglutition se prête à leur usage.

Le quinquina ne saurait être opposé trop tôt à la fièvre ataxique intermittente.

Aussi le célèbre Lind, dans les épidémies de 1765, 66, 67, a-t-il guéri bien des malades et s'est-il guéri lui-même en le faisant prendre et le prenant entre le premier et le second accès, auquel, sans cette précipitation, sans cette habileté à le prévenir, ils auraient tous succombé.

Cullen fait observer avec raison que le temps de placer le quinquina, dans les fièvres intermittentes, est celui de l'apyrexie; mais ensuite il propose de le donner le plus près possible de l'accès qui doit suivre, tandis que d'autres praticiens, également célèbres, soutiennent qu'il faut l'administrer presque aussitôt après celui que le malade vient d'éprouver.

Cependant l'une et l'autre méthodes ne seraient pas sans inconvénient.

Par exemple, l'observation que Broussais rapporte dans son *Examen des doctrines médicales* ne permet pas de douter que, si l'accès de fièvre évidemment péripneumonique et hémoptoïque avec un pouls fort et une vive chaleur, avait été suivi de trop près par une forte dose de quinquina, comme on enseigne à le donner dans la rémission et dans l'intermission des paroxysmes, et des accès de fièvres rémittentes et intermittentes graves, l'action de ce remède qui, plus tard et pris bien à propos, a sauvé le malade, n'eût produit l'effet contraire ; de même, s'il ne faisait que précéder de peu d'instants le retour de l'accès, et que celui-ci, comme le dernier de l'observation dont il s'agit, fût syncopal avec pâleur et décomposition du visage, pouls tremblant, presque imperceptible, et froid des extrémités, il serait nul, ses principes n'ayant pas eu le temps d'être absorbés, par conséquent d'agir moins comme stimulants et styptiques que comme neutralisateurs.

A cet égard, devra-t-on considérer la quinine et la cinchonine, elles-mêmes neutralisées par l'acide sulfurique, comme les seuls moyens que l'on doive opposer aux intermittentes pernicieuses ?

Mais la vertu du quinquina est encore dite résider tout entière dans le tannin dont il est abondamment pourvu, et dont la saveur est légèrement amère et l'action très-astringente.

S'il en était ainsi, pourquoi, dans l'imminence du danger, mettrait-on vainement à contribution l'écorce, les fruits, et surtout les excroissances du chêne, où cette substance se trouve aussi en très-grande quantité?

Pourquoi le cachou, le kino, les racines de tormentille, de bistorte; les coques de grenade, les écorces de cerisier, d'abricotier, de prunellier, de saule blanc, d'érable, de marronnier d'Inde, et autres fébrifuges qui seuls, ou réunis à quelques-uns d'entre eux, ont triomphé d'intermittentes ordinaires que le quinquina n'avait pu vaincre, seraient-ils sans efficacité dans les fièvres exterminatrices, tandis que, par lui seul, tout à coup disparaissent la terreur et la mort?

Quelquefois la petite centaurée, l'absinthe, la germandrée, le chardon étoilé, le trèfle d'eau, et autres fortifiants amers, ont aussi mérité le titre de succédanés du quinquina, mais seulement aussi relativement aux intermittentes simples.

Mutis a remarqué que le quinquina orangé

était éminemment balsamique; or, dit Alibert, il est possible que, par cette qualité, il agisse d'une manière spéciale sur le système nerveux, siége principal des ataxiques intermittentes.

Pourquoi donc n'a-t-on pas recommandé particulièrement, et pourquoi n'emploie-t-on pas ces sues balsamiques jouissant des propriétés tonique et astringente, dans lesquelles on fait généralement consister la vertu révivifiante du quinquina?

On pourrait donc supposer, d'après ce qui précède, que cette vertu serait le partage exclusif des principes alcalins qui, s'exerçant sur l'agent délétère inconnu, rendraient en même temps aux organes les forces que cet agent tendait à détruire.

Si pourtant, opposés seuls à de violents accès d'intermittente pernicieuse, ils sont quelquefois inefficaces, et qu'alors la poudre de quinquina, composée de tous ses éléments, écarte le danger, n'est-il pas vrai que, relativement à quelques-uns d'entre eux, on n'a point encore surpris le secret de la nature?

Avouons aussi, non pas l'insuffisance, mais la stérilité des expériences faites jusqu'à présent pour trouver les causes premières d'infection mêlées avec l'air sous forme de gaz, ou par lui tenues en suspension, et qui, dans ces terribles épidémies dont le seul récit fait pâlir d'effroi, ont été supérieures à toutes les ressources de l'art, et paru ne céder qu'en s'épuisant sur d'innombrables victimes.

Mais nos vœux ne doivent pas se borner à la découverte de ces mêmes causes, la diversité d'opinions sur la nature et le siége de leurs terribles effets, nous laissant encore beaucoup à désirer.

Ce dissentiment porte à croire que l'anatomie pathologique n'est pas toujours un guide certain, ou que l'on ne sait pas le suivre dans les sentiers tortueux où l'on s'engage avec lui.

Certes, les travaux des plus célèbres anatomistes modernes ont rendu plus intéressante et plus facile l'étude de toutes les parties de l'encéphale, mais le voile est resté sur la structure intime de cet organe, et les modifications et les altérations dont il est susceptible seront aussi, pour la plupart, un impénétrable mystère.

Que pourrions-nous affirmer de positif sur

son état primitivement et essentiellement morbide dans les affections que l'on a dit résulter
toujours de l'inflammation, puisqu'il est arrivé de ne trouver aucune trace de cette inflammation après le décès? par exemple, aucune, chez plusieurs léthargiques, ne s'est
offerte à l'œil exercé du grand Morgagni.

Il est donc d'autres causes des maladies soporeuses, et ces causes, je crois les apercevoir
dans la surexcitation et la compression de
l'encéphale, au milieu de lésions dont les symptômes n'ont pas toujours fait connaître le véritable caractère.

Cette réflexion n'est que trop applicable à
l'apoplexie, que, dans le chapitre suivant, on
verra sous diverses figures, et le traitement,
qu'il faut varier lui-même en conséquence, sor-
tira de l'interprétation que je leur donne, et
d'observations que l'on appréciera, je l'espère,
à leur juste valeur.

CHAPITRE IV.

APOPLEXIE.

Cette maladie, dont le nom semble exprimer la funeste issue, n'est cependant pas toujours sans remède.

Selon quelques auteurs, la respiration stertoreuse en serait le symptôme propre, caractéristique; mais quelquefois ce symptôme n'existe point dans la plus forte attaque, et se rencontre dans plus d'une affection soporeuse.

Je dirai donc que l'apoplexie se manifeste spécialement par l'interruption subite de toute fonction animale.

Tantôt elle se laisse deviner, tantôt elle surprend sans cause apparente.

Les signes qui l'annoncent pour l'ordinaire, sont des tintements, des éblouissements, des vertiges, une douleur gravative, et surtout opiniâtre dans quelque partie de la tête, la rougeur de la face, le gonflement des veines jugulaires, le balbutiement, l'engourdissement des membres, des hémorrhagies nasales, des palpitations, une sorte de propension au sommeil, tous décelant un obstacle réel au cours du sang, et néanmoins trop souvent négligés, quoiqu'ils avertissent de la grandeur et de l'imminence du danger.

« Tout ce qui peut, a dit Cullen, porter atteinte à la puissance nerveuse doit être considéré comme cause prochaine de l'apoplexie. »

Or, cette puissance qui paraît résider dans la pulpe médullaire souffre toutes les fois qu'il se fait vers la tête une trop grande affluence de sang, et cède, le plus souvent, à la compression qu'il exerce sur l'encéphale, soit par la distension, soit par la rupture des vaisseaux sanguins dont cet organe est abondamment pourvu : donc il faut le garantir de la pléthore avec d'autant plus de soin que déjà lui-même y paraît disposé, conséquemment s'abstenir de ces fortes contentions d'esprit que Pinel a cru devoir particulièrement signaler, de ces exercices extraordinaires, de ces trop pénibles travaux du corps, et surtout commander à ces appétits déréglés dont il est aisé de prévenir les déplorables suites.

Le tempérament sanguin ; la grosseur de la tête avec une certaine brièveté du cou, et, non moins encore que cette disposition, l'excès de force du ventricule gauche ; l'obésité ; l'âge, notamment l'espace de cinquante à soixante-dix ans ; les saisons et les constitutions atmosphériques pluvieuses et froides ; l'influence de l'hérédité, encore cités comme causes prédisposantes de l'apoplexie, pourront être, sinon éludés, du moins utilement combattus par les tempérants et la saignée, propres à faire cesser la congestion, et l'empêcher de se reproduire.

L'apoplexie peut être l'effet immédiat de contusions occasionnées par une chute sur la tête, ou d'une certaine hauteur sur les pieds, sans fracture de l'une ou des deux extrémités inférieures ; de fluides aussitôt épanchés en divers endroits du cerveau, de ceux mêmes qui, s'étant formés insensiblement, arrivent au point de comprimer fortement cet organe.

Elle peut aussi résulter de la position de la

tête, trop inclinée ou portée trop longtemps en arrière; quelquefois même de sa position horizontale, surtout pendant le sommeil; de la compression des gros vaisseaux par des ligatures trop serrées et des tumeurs volumineuses; de bains trop chauds; de l'insolation; de la plénitude de l'estomac au milieu d'un grand festin, etc.

A ces causes physiques, dites efficientes de l'apoplexie, viennent se réunir quelques affections de l'âme, également propres à faire naître soudain l'engourdissement et la mort du cerveau.

Ainsi la joie, la colère et la terreur, dont l'objet est si différent, se ressemblent par leur violence et leur singulière promptitude à briser tous les liens de la vie.

Les deux dernières surtout peuvent être comparées l'une à l'autre.

Voyez la terreur tout à coup rendre aux muets la parole, aux paralytiques le mouvement, aux moribonds l'apparence d'un retour subit à la vie, faire cesser les douleurs arthritiques les plus aiguës, déchirer les cicatrices les plus anciennes, rompre les artères et causer, par une effroyable effusion de sang, la ruine du sujet !

Ensuite, avec quelle célérité, quelle impétuosité la colère nous saisit, nous entraîne ; comme elle répand le feu dans nos veines, le feu dans nos yeux prêts à franchir leur orbite : voyez au même instant nos cheveux se hérisser, nos joues s'enflammer, notre bouche écumer, nos dents se heurter avec force, se briser, et bientôt notre front se couvrir d'un nuage qui précède la mort !

Citerai-je d'autres maladies de l'âme qui, pour agir moins vivement, n'en sont pas moins capables de jeter le désordre dans toute la machine, d'enrayer l'action cérébrale, et d'opérer une sidération inévitable !

Par exemple, voyez l'ambition dessécher nos membres, brûler nos entrailles et creuser sous nos pas l'abîme prêt à nous engloutir avec nos vœux toujours stériles, ou toujours vainement satisfaits ! Voyez la haine et l'envie se désaltérer dans notre sang, l'infecter, nous réduire à la décrépitude, nous livrer à la mort, et la mort nous saisir en frémissant d'horreur !

Ces déplorables causes de la souffrance du

corps, de l'altération, et trop fréquemment de l'abolition de toutes ses fonctions, pourraient du moins céder à de sages conseils; mais la tristesse, je veux surtout ici parler de celle qu'auraient occasionnée les pertes du cœur, est une autre passion que la raison ne saurait calmer, et que l'on a vue s'éteindre aussi tout à coup avec sa victime.

Des signes diamétralement opposés, au milieu desquels se présente l'apoplexie, est émanée la distinction que l'on en a faite en sanguine et séreuse, distinction réputée très-importante, en égard à la différence des médications également supposées applicables à l'une et à l'autre espèce; mais la décoloration, l'écume à la bouche, la ténuité, la concentration du pouls, ont elles-mêmes été remarquées dans l'apoplexie sanguine.

Deux mémoires de Portal, loin de confirmer les avantages attribués au double aspect sous lequel on avait cru devoir scrupuleusement envisager l'apoplexie, font apercevoir les graves inconvénients de cette méthode.

Cependant, les fortes pulsations des carotides et des temporales, la plénitude des veines jugulaires, un teint animé, une chaleur générale, etc., appartenant évidemment à la pléthore encéphalique, caractérisent l'apoplexie sanguine, et semblent l'expliquer bien autrement que ne feraient la pâleur et la bouffissure du visage, l'écume visqueuse dont la bouche est remplie, le froid des extrémités, l'imperceptibilité du pouls, etc., paraissant, de leur côté, mettre hors de doute la formation d'un épanchement aqueux, et l'existence de l'apoplexie dite séreuse.

Ayons donc recours à l'autorité des faits, la seule vraiment irrécusable.

Ils nous diront à quel point on peut être trompé par les apparences, et combien, à cet égard, se montre épineux le traitement de l'apoplexie.

« Un homme périt après avoir éprouvé tous les symptômes d'une apoplexie séreuse : assoupissement profond, respiration stertoreuse, pouls concentré, écume à la bouche, pâleur cadavéreuse. La saignée n'avait point été pratiquée; mais, à l'exemple des maîtres de l'art, on avait administré l'émétique, les alcalis volatils, et posé des vésicatoires à la nuque et aux jambes.

« A peine eut-il succombé que la figure devint moins pâle, ensuite d'un rouge cramoisi, et la chaleur du corps était si considérable que l'autopsie fut différée, et faite environ quarante heures après la mort. Il n'était plus chaud, et le visage était plutôt violet que pâle. Les vaisseaux du péricrâne et de la dure-mère, ceux qui rampent entre les circonvolutions et dans les anfractuosités du cerveau, étaient, ainsi que les plexus choroïdes, gorgés de sang ; il y en avait beaucoup d'épanché à la base du crâne, et pas une seule goutte de sérosité dans les ventricules. Cela fit voir, ajoute Portal, auteur de cette observation, que le sujet était mort d'une apoplexie sanguine, et que l'on aurait dû le traiter tout différemment qu'on ne l'avait fait, et principalement insister sur les saignées. »

Mais si l'hémorrhagie cérébrale peut s'offrir sous les dehors de l'apoplexie que l'on appelle séreuse, cette dernière semblerait aussi quelquefois affecter tous les caractères de l'apoplexie sanguine.

En voici la preuve donnée par le même auteur.

« On avait apporté, dans mon amphithéâtre particulier, le cadavre d'un homme dont la figure était tuméfiée et d'une couleur noirâtre. Je supposai cet homme mort d'une apoplexie sanguine, et reconnus le contraire en explorant le cerveau. Aucun engorgement de ses vaisseaux sanguins, aucun épanchement de sang dans ses cavités ni dans celle du crâne, mais dans les plexus choroïdes un grand nombre d'hydatides, dont quelques-unes, aussi grosses qu'un grain de raisin et pleines d'eau, quelques-autres déchirées, et dans les ventricules, vraisemblablement toute la sérosité qu'elles avaient contenue. »

Cependant, le docteur Rochoux, dans ses *Recherches sur l'apoplexie*, prétend que cette affection reconnaît toujours pour cause un épanchement sanguin à l'intérieur du crâne, avec ramollissement chronique et rupture de la substance encéphalique, et la distingue, relativement au siége de cet épanchement, en cérébrale, méso-cépalique, cérébelleuse et rachidienne. De plus, il affirme que la diminution plus ou moins grande du sentiment et du mouvement est le signe pathognomonique de l'hémorrhagie cérébrale; mais parmi tous les exemples produits à l'appui de cette proposition, le cinquième surtout, dans lequel un état de convulsion tonique remplace la paralysie, devient d'autant plus surprenant qu'il serait presque impossible de trouver de plus graves lésions cérébrales et une plus grande effusion de sang que chez le sujet dont il s'agit.

Voici, à cette occasion, comment s'exprime M. Rochoux : « C'est un de ces faits rares, en quelque sorte hors de rang, qui paraissent faire exception aux lois les plus ordinaires de la nature, et qu'il est, par cela même, très-important de connaître, pour ne point y être trompé. Cette roideur convulsive aurait sans doute bientôt fait place à un collapsus complet, si la maladie avait duré plus longtemps, car alors elle se fût montrée avec ses deux symptômes caractéristiques : la perte du sentiment et la paralysie. La grande rapidité de sa marche en a entravé le développement régulier. Il en devait nécessairement résulter un certain vague pour l'établissement du diagnostic ; aussi, quoique toutes les probabilités fussent en faveur de l'apoplexie, il aurait, ce me semble, été téméraire de prononcer sur l'existence de cette maladie dans ce cas, exemple remarquable d'hémorrhagie du cerveau portée à un très-haut degré, et cependant accompagnée d'accidents équivoques et inhabituels. »

Plus tard, je fournirai moi-même un fait de contraction tétanique avec pâleur et froid de la face et des extrémités, nullité du pouls, de la respiration, et autres signes de la chute la plus effroyable de toutes les puissances de la vie.

La plupart de ces symptômes s'observent dans quelques-unes des observations de M. Rochoux, en même temps que le ramollissement, l'érosion de la substance cérébrale, et l'épanchement d'une quantité plus ou moins grande de sang liquide ou coagulé, sans mélange avec cette même substance ou mêlé avec elle ; et, je dois le faire remarquer, l'induction que l'on en tirera pouvant mener à d'heureux résultats.

En effet, averti du danger de se fier aux apparences, du besoin de les apprécier non-seulement en elles-mêmes, mais encore eu égard aux antécédents, aux dispositions particulières des malades, et convaincu, par l'expérience, de l'impossibilité de pénétrer autrement qu'à la lueur de son flambeau l'obscurité des signes trop souvent illusoires de l'apoplexie; on redoutera moins, dans la supposition d'épanchements séreux, l'emploi de la saignée jugée mortelle, en pareil cas, par de très-grands maîtres, tandis qu'elle pourrait être si précieuse en préparant la résorption du sang et de la sérosité elle-même épanchés, et la cicatrisation du tissu médullaire.

La privation du sentiment et la paralysie, presque toujours simultanées dans l'hémorrhagie encéphalique, la couleur rouge ou violacée de la face, etc., se rencontrent aussi dans le coup de sang, qu'elles ont fait confondre avec l'apoplexie, qu'en effet il imite en frappant, comme elle, à l'instar de la foudre; mais, pour l'ordinaire, il ne l'égale ni en durée, ni en gravité, pouvant se dissiper de lui-même ou céder assez facilement à la déplétion artificielle du système sanguin.

Les symptômes du coup de sang sont en général ceux de l'apoplexie sanguine; mais il se présente aussi quelquefois sous des couleurs toutes différentes.

Quelle est donc la cause de ces apparences encore plus sinistres?

Je crois l'apercevoir dans l'épanchement aqueux, occasionné surtout par la pression qu'exercent sur les vaisseaux exhalants les capillaires et veineux trop engorgés et s'opposant au retour du sang artériel.

Cet épanchement aide à comprendre les symptômes dont il s'agit, sans autoriser néanmoins à rejeter la saignée, qui, dans ce cas même, s'est montrée fort efficace.

Cet autre récit de Portal va le prouver incontestablement.

« M. de B...., âgé de cinquante-cinq ans, très-grand et très-gros, fut trouvé le matin dans son lit sans connaissance; sa respiration était stertoreuse, son pouls petit et concentré, son visage d'une pâleur cadavéreuse, ses lèvres étaient couvertes d'écume. On crut, à ces symptômes, reconnaître l'apoplexie séreuse, et quatre grains d'émétique furent en conséquence

14

administrés dans quelques cuillerées d'eau,
toutefois avec beaucoup de difficulté; puis on
essaya vainement des lavements irritants. Les
symptômes augmentaient toujours, et l'émétique n'avait produit aucun effet, lorsque l'on
m'envoya chercher. Je conseillai une abondante saignée du pied. Le pouls se releva, la
respiration, qui était entrecoupée, courte, serrée, devint plus libre, mais elle resta stertoreuse. On fit prendre au malade encore inutilement deux grains d'émétique.

« Je proposai derechef la saignée du pied. A
peine fut-elle finie, que le malade fit quelques
mouvements des yeux, releva les paupières, et
parut considérer les objets qui se trouvaient
devant lui. Il remua la langue, et l'on vit également la lèvre inférieure se mouvoir à diverses
reprises. Ces mouvements précèdent souvent
le vomissement, qui, en effet, ne tarda pas à
s'opérer. Le malade rendit une grande quantité
de matière écumeuse. Un lavement avec du
vin émétique trouble le fit évacuer largement.
Ses membres recouvrèrent par degrés le mouvement et la sensibilité, sa respiration devint
presque naturelle, mais il resta quelques heures

sans entendre les sons les plus forts, et plus longtemps encore sans pouvoir articuler un seul mot. Je lui fis faire au pied une troisième saignée dont le succès fut si heureux qu'il parla tandis qu'on la pratiquait. »

L'auteur s'est cru dispensé de rapporter d'autres observations qu'il dit être conformes à celle-ci.

Supposons - les donc toutes parfaitement identiques, il en résultera que Portal aurait autant de fois traité le coup de sang compliqué d'épanchement séreux, et, par de copieuses saignées, levé ces deux obstacles au cours et à l'action du fluide nerveux ; en outre que, chez ces mêmes malades, si plus tard ils avaient péri d'une phlegmasie aiguë de quelqu'un des viscères contenus dans les autres cavités splanchniques, l'encéphale aurait probablement, comme chez le sujet de la 50ᵉ observation de M. Rochoux, été trouvé dans toute son intégrité.

On s'accorde presque généralement à regarder l'hémorrhagie cérébrale comme la cause directe, immédiate, constitutive de l'apoplexie, enfin, comme l'apoplexie même, et la saignée comme le plus certain, pour ne pas dire le seul remède dans lequel il faille mettre tout son espoir.

Certes, dans cette hypothèse, nul autre ne pourrait la suppléer; mais n'y aurait-il pas d'autres causes prédisposantes et prochaines d'apoplexie que la pléthore artérielle et veineuse? par conséquent n'en serait-il pas d'une autre espèce à laquelle on pût, avec toute la maturité de la réflexion, appliquer d'autres remèdes que la saignée, et même où l'on dût se garder de la mettre en usage?

Si la saignée convient à tous les cas d'apoplexie, pourquoi n'aurait-on pas fait autant de victimes que de sujets guéris par un traitement plus ou moins excitant? Moi-même, pour l'avoir adopté à l'égard de quelques malades, que de reproches je croirais avoir à me faire, si malheureusement ils eussent succombé!

« Madame B..., âgée de soixante-six ans, d'un tempérament bilioso-lymphatique, perd tout à coup le sentiment et le mouvement. Le visage est d'un jaune verdâtre, les pupilles sont dilatées, la bouche est torse, le pouls effacé, la respiration râlante, la peau gluante et froide, la résolution des membres paraît complète, et la déglutition est presque nulle.

« Sinapismes aux poignets, aux genoux, aux pieds; vésicatoire à la nuque, aux bras et aux jambes; vinaigre radical, esprit volatil de sel ammoniac, dirigés sur la membrane pituitaire; frictions avec des linges chauds sur toutes les parties du corps; lavements avec l'infusion de séné, avec une dissolution de sel marin, paraissent un peu réveiller la sensibilité générale et le mouvement des muscles déglutitateurs. J'en profite pour administrer le tartre stibié dont l'action, d'abord souverainement éméto-cathartique, continue d'être encore assez longtemps laxative, et le sentiment renaît, les extrémités commencent à se mouvoir, les lèvres se rapprochent, et le pouls moins obscur, et la respiration moins pénible, annoncent plus de facilité dans le jeu des poumons et du cœur. La levée des vésicatoires, la continuation des rubéfiants, une potion cordiale acidulée, une tisane amère, font prendre à ces heureux effets un développement plus rapide, et les eaux ferrugineuses finissent par effacer jusqu'à la moindre trace de cette maladie.

« Madame B... est morte douze ans après, d'une fièvre adynamique. »

On sait qu'il ne peut y avoir d'apoplexie sans affection de l'encéphale, et, sous ce rapport, l'apoplexie serait toujours idiopathique.

Mais cette affection, pouvant dépendre de quelques autres plus ou moins éloignées d'elle, a encore été nommée sympathique.

L'un des systèmes dont les irradiations morbides sont les plus à craindre pour l'organe essentiel de la sensibilité, c'est celui de la digestion.

Le moyen de guérir sera toujours de s'attacher à la cause du mal, au siége qu'il occupe, ainsi que je crois l'avoir fait en irritant, par l'émétique, les organes de la nutrition, après m'être efforcé de ranimer les mouvements vitaux de la respiration et de la circulation, en livrant toute la surface du corps à l'influence des excitants les plus énergiques.

Le sommeil pénible, les digestions laborieuses, l'incube, la soif, l'anorexie, les nausées, que j'appris avoir précédé l'événement, témoignaient assez que le canal alimentaire était le point de départ des irradiations perturbatrices, et qu'il avait sympathiquement déterminé l'apoplexie.

Au lieu donc de me persuader que cette maladie fût toujours une même affection, consistant dans l'hémorrhagie du cerveau, et que la saignée devait aussi toujours en être le remède, n'ai-je pas eu raison de penser autrement, et doutera-t-on qu'il ait fallu épargner le sang chez madame B..., et qu'il faille en agir ainsi chez tous les individus d'une constitution semblable à la sienne, et dans un même état de mort apparente ?

Cependant des médecins célèbres, parmi lesquels je me contenterai de citer Cullen et Vitet, ont professé, ralativement à l'usage de la saignée et de l'émétique antimonial, une doctrine dont on ne devrait jamais s'écarter, s'il était vrai, selon le premier, que la cause prochaine de l'apoplexie séreuse elle-même consistât dans l'état de pléthore des vaisseaux du cerveau, et, selon tous les deux, que l'émétique ne dût jamais être employé ni pour l'une ni pour l'autre, dans la crainte qu'il ne poussât le sang avec trop de violence vers ces mêmes vaisseaux.

L'observation pouvant seule, en présence de telles autorités, venir à mon aide, elle va prouver derechef que la pléthore et l'hémorrhagie encéphaliques ne président point à tous les cas d'apoplexie, et qu'il en est où les vomitifs, les purgatifs, et toute autre espèce de stimulants, seraient nécessaires au point de ne pouvoir être suppléés.

«Madame G..., âgée de soixante ans, d'une constitution éminemment lymphatique, après avoir perdu le goût et l'appétit, eut une attaque d'apoplexie dont voici les symptômes : silence absolu de toutes les fonctions de la vie animale; aucune apparence de respiration, de circulation; déjections cadavéreuses, pâleur et froid des membres et de la face; yeux ternes et renversés, pupilles très-dilatées, nez allongé, cartilages affaissés, contraction excessive des muscles de la mâchoire inférieure...

«Interprétant ce dernier signe et le renversement des yeux à l'avantage de la pauvre malade, je pensai qu'il pouvait être encore temps d'agir, et frictions, embrocations, notamment le long de la colonne vertébrale, excitation des nerfs olfactifs avec l'alcali fluor, et des membres avec les rubéfiants les plus énergiques, furent aussitôt mises en usage.

« Ensuite ayant pu vaincre la résistance des muscles maxillaires fortement contractés, je plaçai entre les dents une petite cuiller, à l'aide de laquelle furent successivement introduits, avec parties égales d'eau pure, l'eau de mélisse spiritueuse, celle dite des Jacobins, l'élixir de Garus, puis encore une forte dissolution de sel marin, et quatre grains de tartre stibié dans six cuillerées à bouche d'eau chaude, ingérées à de faibles distances l'une de l'autre.

« Toujours prêt à saisir le premier effet de ces diverses tentatives, je crus enfin apercevoir un léger mouvement dans les yeux de la malade, et sa chère fille aussitôt de partager ma joie, mon espérance, de redoubler de zèle, et son activité, celle des assistants et la mienne, à répéter les frictions, etc., et quelques cuillerées d'un vin généreux données à propos pour réchauffer, ranimer l'estomac, le rendre plus sensible à l'action de l'émétique, produisirent le bon résultat qu'il nous tardait à tous d'obtenir.

« Après un long gémissement, arrivent des vomissements porracés, des selles abondantes, une copieuse émission urinaire, et la vie semble surgir au milieu des phénomènes qui, selon les riches expressions de Bichat, résistent à la mort.

« Pendant quelques jours, la bouche est encore un peu torse, la langue embarrassée ; mais de nouvelles évacuations, provoquées avec ménagement, font disparaître ces mêmes accidents, et bientôt toutes les fonctions s'exercent régulièrement. »

Madame G... a vécu plus de vingt ans encore après cette violente attaque, qui me semble également ne laisser aucun doute sur l'existence de l'apoplexie sympathique.

En effet, l'affection gastrique n'a-t-elle pas, dans ce dernier exemple, comme dans celui de madame B..., précédé celle de l'encéphale ?

Si les nerfs sont faits pour établir des relations directes entre les parties centrales du système sensitif et tous les appareils de la vie dite organique, et pour communiquer à ces mêmes centres les diverses impressions qu'ils auraient reçues, pourquoi ne pas admettre la possibilité d'une irradiation morbide sur l'encéphale?

Ne vient-on pas de voir qu'il pouvait se trouver, dans les premières voies, une cause d'interruption subite de l'action des nerfs qui s'y distribuent, et de celle des centres auxquels il sont réunis; cause semblable, au moins dans ses conséquences, à celles qui, selon Cullen, produisent aussi l'apoplexie en détruisant directement la mobilité et l'état d'excitation du système nerveux, sorte de lésion qu'il appelle collapsus?

L'apoplexie est aussi quelquefois symptomatique.

« Je l'ai vue portée au plus haut degré par la disparition soudaine de tous les symptômes de la goutte, chez un octogénaire, M. Le C..., conseiller à la Cour royale de Rouen; et quoique la suspension apparente de toutes les fonctions sensoriales, l'altération des traits, le froid des extrémités, la presque nullité de la respiration et du pouls, m'eussent fait présager une fin prochaine, j'ai pu, à l'aide de l'eau des Jacobins et de frictions sèches, de topiques rubéfiants et vésicants sur les parties qui avaient été le siége de l'affection arthritique, opérer le dégagement des premières voies, le rétablissement de la chaleur, le mouvement régulier de tous les organes, et rendre ainsi l'honorable magistrat à ses fonctions, que, pendant quelques années encore, il a continué d'exercer avec un zèle admirable. »

J'apprends qu'un ulcère ancien, s'étant fermé tout à coup, vient d'occasionner une apoplexie mortelle.

Dans la quatrième de ses doctes épîtres, Morgagni cite un pareil exemple. On trouva beaucoup de sérosité entre les membranes et dans les ventricules du cerveau.

La même remarque a été faite à la suite d'une ischurie qui s'était terminée par l'apoplexie.

Ce que nous savons des traces que généralement laissent après elles les maladies organiques, l'anatomie seule pouvait nous l'apprendre.

Honneur donc aux médecins qui l'ont fait servir à la connaissance de ces altérations et de leurs funestes effets! surtout honneur à Morgagni, dont le dernier ouvrage, tendant à ce but, est au-dessus de tous les éloges!

Profitant des recherches de ses devanciers et de ses contemporains les plus illustres, surtout de celles de Bonet et de Valsalva, mais donnant à leurs travaux encore plus d'étendue par ses nombreuses observations, à leurs idées un plus grand développement par ses précieuses annotations, il a, sur sa véritable base, mieux que jamais affermi l'art de guérir.

Le jugement que le savant Haller a porté sur le *Sepulchretum*, qu'il trouvait bien supérieur à toutes les théories, serait donc encore plus applicable à l'ouvrage dans lequel Morgagni répand sur son inépuisable sujet tant de nouvelles lumières, à ce livre d'or, ainsi appelé par Tissot, et que Pinel engage à lire, à relire, à méditer sans cesse.

La connaissance du siége, de l'essence et de la cause de toutes les maladies conduisant à celle des signes et du traitement qui les concernent, n'est-il pas vrai que l'homme le plus utile à l'art médical sera celui dont les investigations auront été les plus multipliées, les plus rigoureuses, et qui, des effets morbides, aura tiré les plus justes conséquences?

On ne saurait donc trop s'attacher à Morgagni, l'un des guides les plus sûrs que l'on puisse avoir au milieu des tristes écueils de la médecine pratique.

Il n'est, pour ainsi dire, aucune affection dont cet infatigable scrutateur du corps humain n'ait marqué le siége, désigné l'espèce, signalé le principe, exposé les symptômes, indiqué le traitement; et quel autre ouvrage que le sien, sans en excepter les savants écrits de Lieutaud, de Portal, etc., offrirait de toutes ces choses un tableau plus achevé, plus fidèle?

Par exemple, on y voit citées, comme causes des maladies encéphaliques, indépendamment de celles dont j'ai fait mention, des fièvres continues, intermittentes, etc.; la répercussion des principes herpétique, érysipélateux, etc.; la prompte suppression d'écoulements artificiels, d'ulcères rongeants internes et externes, des flux périodique, leucorrhoïque, lochial, hémorrhoïdal, etc.

Comme effets de toutes les causes possibles, adhérences des méninges entre elles et avec l'encéphale; épaississement, endurcissement, concrétions, tumeurs, érosions des mêmes membranes; épanchements de toute espèce dans toutes les parties de l'encéphale; dureté, ramollissement, émaciation, déchirement, suppuration, gangrène de cet organe; engorgements variqueux, anévrysmatiques, et rupture de ses vaisseaux sanguins, de ceux de ses enveloppes membraneuses; ossifications, rétrécissement, oblitération, dilatation, rupture des sinus auxquels tout leur sang veineux vient se rendre, etc.

Comme symptômes de toutes ces lésions, douleurs et battements insupportables dans la tête; chaleur intérieure considérable et froid des extrémités; insomnies affreuses, convulsions très-fortes, parfois épileptiques; diminution, faiblesse extrême, perte absolue de l'un des sens ou de tous en même temps; douleurs plus ou moins vives de leurs organes; hémorrhagies du nez, de la bouche, etc.; pâleur et rougeur de la face; tremblement des membres; scotomie; somnolence; mollesse, dureté, vitesse, lenteur, imperceptibilité du pouls; nausées, vomissements; anasarque; déjections alvines et autres excrétions involontaires; embarras de la langue; aphonie; délire; apoplexie.

Autant on aurait lieu de s'étonner que ces mêmes symptômes ne fussent pas le résultat d'atteintes portées au cerveau, autant il doit paraître inconcevable que, chez une personne recélant ainsi le germe de sa destruction, la santé n'ait, avant la chute mortelle, éprouvé la moindre altération.

«Un portefaix robuste, âgé de quarante ans, et qui n'avait jamais été malade, en peu d'heures sortit de la vie.

«Morgagni trouva les vaisseaux sanguins de la partie antérieure et interne de l'hémisphère droit plus engorgés que ceux du gauche. Au dedans était une caverne creusée longitudinalement dans la substance médullaire, et pleine d'un sang à demi caillé; les parois de cette caverne non-seulement étaient déchirées de toutes parts, mais encore communiquaient avec le ventricule gauche par un trou fait au corps strié, et par lequel on pouvait introduire le bout du doigt. Une grande quantité d'eau sanguinolente avait passé par cette voie dans le même ventricule, et remplissait l'autre, leur cloison ayant aussi été rompue. »

« Ce qu'il y a de bien certain, dit Portal, c'est qu'on a trouvé le corps calleux, le septum lucidum, la glande pinéale, les tubercules quadrijumeaux, la tige pituitaire très-endurcis, séparément et même à la fois avec les hémisphères et la majeure partie du cervelet, dans des sujets chez lesquels on n'avait pu croire qu'il existât pareille lésion, leurs fonctions morales et physiques n'ayant été nullement lésées. »

Quelles réflexions cet inconcevable état de choses porte à faire sur la destination de l'encéphale, sur l'usage de ses diverses parties, notamment sur le rôle que l'on assigne à chacune d'elles pour chacun de nos actes intellectuels, sur la sensibilité dont elles jouissent et la manière dont elles l'irradient sur tous les organes et dans toutes les régions du corps ! Quel désappointement , disons mieux , quelle utile leçon pour le physiologiste qui , détournant ses regards de la vérité, est , par la force des choses, obligé d'y revenir , de chercher, ailleurs que dans un organe et dans son excitation , cette âme qui doit éternellement lui survivre !

On a vu que toutes les parties de l'encéphale pouvaient être indistinctement affectées ; mais toutes n'ont pas , à cet égard, la même disposition , et ne semblait-il pas encore réservé à Morgagni de faire remarquer que les corps striés, les couches optiques, et quelques autres portions cérébrales les plus voisines de celles-ci , étaient le siége le plus ordinaire des fosses ou cavernes contre nature , des déchirures, des hémorrhagies observées chez la plupart des apoplectiques?

La raison de cette fréquence d'altérations du plus petit nombre des parties dont se compose l'encéphale serait , selon Morgagni, une plus faible résistance aux chocs, aux accidents, que cet organe aurait à supporter; et cette plus grande facilité à céder, surtout de la part des corps striés, naîtrait de leur organisation particulière et de leurs rapports de situation avec les ventricules latéraux.

Une autre cause se présente dans la perte de cohésion du tissu nerveux. On sait que tous les organes peuvent diminuer de consistance; mais l'encéphale, plus délicat qu'aucun d'eux, est aussi plus susceptible de ce ramollissement qui souvent intéresse une seule ou plusieurs de ses parties, et quelquefois l'envahit tout entier.

De cette dégénérescence, encore mieux observée par Morgagni qu'elle ne l'avait été par Wepfer et Valsalva, résultent donc aussi les effets que l'on a dit être, en quelque sorte, le triste apanage des corps striés, et peut-être le ramollissement dont il s'agit y contribuerait-il beaucoup plus que la fragilité de ces mêmes corps, et que la faiblesse de leur appui.

On a supposé qu'il était accidentel, et toujours occasionné par l'inflammation de la substance cérébrale, et par son contact avec le sang; mais cette sorte d'imbibition sanguine instantanée n'a aucun rapport avec la diminution lente et progressive de réunion et de force des molécules encéphaliques, si bien décrite par l'honorable docteur Rochoux, qui me paraît, avec raison, la juger tout à fait différente du ramollissement inflammatoire.

Toutefois, intimement persuadé que l'érosion du tissu de l'encéphale, et l'épanchement de sang, suites nécessaires du ramollissement qu'il nomme hémorrhagipare, sont des lésions constantes, caractéristiques et déterminantes de l'état apoplectique, le même auteur borne aux saignées générales et locales, à tous les autres remèdes antiphlogistiques, à leur continuation, et à l'observance de quelques règles hygiéniques propres à les rendre encore plus efficaces, le traitement curatif et prophylactique de l'apoplexie.

A la vérité, dans un très-grand nombre de cas, l'inflammation en est la cause, et cela se conçoit, en songeant au nombre infini de vaisseaux sanguins que reçoit la substance corticale; mais combien d'autres aussi ne pourrait-on pas citer dans lesquels, par un vice particulier de nutrition, elle aurait été produite au milieu d'une sorte d'atonie générale, effet infaillible et trop ordinaire de mauvais

aliments, d'un air insalubre, de certaines dia-
thèses et maladies cachectiques, en un mot,
de tout ce qui peut faire insensiblement perdre à nos tissus, à nos humeurs, leur force de
cohésion et de consistance relatives.

« Un sexagénaire, que l'indigence et les chagrins qu'elle traîne à sa suite avaient réduit à
l'épuisement le plus affreux, fut tout à coup
enlevé par une attaque d'apoplexie.

« Entre la méninge et l'arachnoïde, celle-ci et
la méningine, la méningine et le cerveau, et
dans leur propre texture, était un fluide pâle;
la méninge et ses sinus contenaient un assez
grand nombre de concrétions de la même
nuance; le mésolobe et les corps striés, aussi
décolorés, étaient plus ramollis qu'aucune autre partie du cerveau; dans les plexus choroïdes étaient, auprès d'hydatides entières, les
débris de quelques autres; un épanchement
séreux dans les ventricules latéraux en écartait
fortement les parois, et cette pression expli-
qua la mort subite de l'infortuné vieillard.

« Je n'ai aperçu dans toute la masse encéphalique ni une seule goutte de sang,
ni la plus légère apparence de phlogose, ni

la moindre rupture du tissu médullaire.

« Donc, je le répète, cette dernière lésion, et l'hémorrhagie qu'elle détermine, ne sont pas, comme on l'a supposé, des conditions nécessaires de l'apoplexie, et les causes de cette affection ne sont pas non plus toujours inflammatoires. »

En réfléchissant sur tout ce qui précède, on voit comment il faut encore aujourd'hui parler de l'apoplexie, et s'il est possible de s'observer trop en présence d'une maladie dont les symptômes peuvent différer totalement de la cause qui l'aurait produite, jeter le médecin dans une cruelle incertitude, et rendre sa position en quelque sorte aussi déplorable que celle du malade.

Plus d'un sujet est dit avoir été victime de remèdes cependant jugés capables de le sauver : celui-ci de la saignée ; celui-là des vomitifs et des purgatifs les plus énergiques ; tel autre des sternutatoires, des sels volatils, des eaux spiritueuses ; tel autre des rubéfiants, des vésicatoires, des sétons, des ventouses scarifiées et du cautère actuel ; tandis qu'il ne faudrait accuser aucun de ces divers moyens, puisque l'apoplexie pouvait, avant leur application, avoir été décidément mortelle.

Si l'on veut penser autrement, quel médecin osera prendre sous sa responsabilité la conduite de cette maladie?

N'est-il pas vrai que la saignée la mieux indiquée n'en serait pas moins en apparence devenue funeste, le malade ayant succombé après ou même pendant l'opération? et n'ai-je pas démontré qu'à l'aide des vomitifs, plus d'un apoplectique pourrait être comme miraculeusement arraché des bras de la mort?

Quoi qu'il en soit, la céphalalgie gravative, l'épistaxis, le vertige, l'engourdissement général signalé par Hippocrate, etc., étant les signes précurseurs les plus ordinaires de l'apoplexie, on devra, dans ces mêmes circonstances, chercher à diminuer la pléthore encéphalique par des saignées proportionnées aux forces du malade.

Ce remède ne souffre aucun retard dans l'attaque où les yeux rutilants, le visage animé, les veines saillantes, les artères pleines et battant à coups pressés, la peau sèche, chaude et visiblement tuméfiée, en attestent le besoin urgent, et laissent au moins l'espoir qu'il pourrait ne pas être sans efficacité.

Mais, à la vue de ce front pâle, humide et froid, de ce regard éteint, de ces joues enfoncées, de ces lèvres pendantes et couvertes d'écume, de ces excrétions colliquatives involontaires, quel sujet d'espérer, et quels moyens de guérir?

On me dira que l'engorgement des vaisseaux sanguins du cerveau a toujours été la cause prochaine de l'apoplexie; que, par cette raison, quelles que soient les formes sous lesquelles elle nous apparaîtrait, la saignée devient indispensable; que sanguine ou séreuse, ainsi appelée eu égard à la différence totale de ces mêmes apparences, l'apoplexie, restant toujours sous la dépendance d'une congestion sanguine, exige impérieusement la saignée; que, dans tous les cas, à l'effusion seule du sang tient le sort du malade, et que les émétiques, les sternutatoires, et autres irritants propres à rendre la congestion dont il s'agit encore plus grande qu'elle ne l'est, plus grande aussi la compression que les vaisseaux trop

distendus exercent sur l'origine des nerfs, et à
déterminer, par de violentes secousses, la rupture de ces mêmes vaisseaux, doivent être sé-
vèrement proscrits.

Je répondrai que si ces idées sur les causes
et le traitement de l'apoplexie s'accordaient
toujours avec l'expérience, on ne serait pas
excusable de prescrire les irritants, et surtout
le tartre émétique.

Mais pourquoi ce dernier remède a-t-il assez
fréquemment été salutaire? Pourquoi maint
auteur, qui lui-même affirme en avoir reconnu
le danger, le fait-il administrer à forte dose?
Pourquoi tel autre, en apparence zélé partisan
de la saignée pour tous les cas d'apoplexie,
l'a-t-il négligée pour exciter, par les drastiques
et les vésicants, ces fortes stimulations que
néanmoins il blâme souverainement et sans
rémission pour le médecin qui voudrait aussi
les provoquer?

Je n'aurais pas fini, s'il était question de
passer en revue toutes les contradictions de
ce genre; mais je suis loin d'y trouver à redire, devant les imputer à la difficulté d'agir
au milieu des phénomènes de l'apoplexie.

Faut-il s'étonner que plus d'un célèbre médecin de l'antiquité ait conseillé d'abandonner l'apoplexie aux seules ressources de la nature, et que l'un des modernes ait dit : « S'il n'y avait pas de médecins pour les apoplectiques, il en périrait beaucoup moins? »

Cependant, on peut modifier ces deux opinions, en les prenant sous leur vrai sens, et ce serait, je pense, les interpréter comme il faut, que d'écarter d'abord ces vaines amulettes, ces ridicules recettes dont l'emploi faisait perdre un temps précieux; que de ne point, quoi qu'en aient dit quelques auteurs, secouer, rouler fortement le malade; que de simplifier le traitement, mais non pas l'asservir, le réduire à certaines vues, certaines pratiques exclusives, qui nous feraient manquer le but, déjà presque inaccessible même à l'aide des moyens les plus rationnels, car c'est une sentence bien terrible que ces paroles d'Hippocrate : « Il est impossible de guérir une forte apoplexie, et difficile d'en guérir une faible. »

On serait fondé à croire qu'il est aisé de prévenir l'apoplexie ou d'en empêcher le retour, puisque, dans quelques préceptes hygiéniques, paraît consister le secret du traitement prophylactique.

En effet, tout ce qui peut augmenter l'activité, la force de la circulation, la chaleur du fluide vital, son affluence vers la tête, par conséquent disposer au coup de sang et à l'apoplexie, très-bien distingués l'un d'avec l'autre par le docteur Rochoux, étant scrupuleusement évité, il en résultera que ces deux maladies perdront beaucoup de leur fréquence, et seront moins rebelles à l'art de guérir.

Mais, si régler ses passions, ses penchants, ses désirs; n'user que de boissons légères, que d'aliments sains empruntés pour la plupart au règne végétal, et pris en quantité relative; purifier, en le renouvelant, l'air que l'on respire; à l'oisiveté préférer les travaux utiles; entretenir dans son habitation la propreté qui l'assainit et en est le plus bel ornement; faire un exercice modéré; diminuer au besoin la masse du sang; si, dis-je, ces précautions et ces soins réunis servent à maintenir l'équilibre dans toute l'économie animale, partant à préserver de l'affection redoutable qui nous occupe, pourquoi sont-ils dédaignés de la plupart des personnes qu'elle atteint et semble frapper brusquement, quoique longtemps avant on eût pu la prédire?

Obligés donc, en pareil cas, d'agir avec autant de réflexion que de célérité, nous aurons soin d'élever un peu le corps du malade, de le dégager de ses vêtements, au moins de toute espèce de ligature; de faire, autour de lui, circuler un air libre et frais; de ne laisser à ses côtés aucune personne inutile; puis, sans délai, s'il y a des signes de pléthore ou d'inflammation, nous chercherons d'abord à les calmer par des saignées plus ou moins abondantes, et ne devrons suivre à cet égard d'autres règles que l'âge, la constitution, les forces du sujet, et l'intensité et la durée plus ou moins grandes du coup de sang, ou de l'apoplexie.

Mais, pour remédier à la pléthore, à l'hémorrhagie de l'encéphale, il ne suffit pas de tirer du sang: il faut encore le faire à l'endroit le plus convenable.

Certains auteurs recommandent spécialement de saigner au cou; mais un autre a dit:

« Appliquez un très-grand nombre de sangsues à l'anus et aux jambes d'un adulte attaqué d'apoplexie sanguine, après l'avoir saigné
au pied avec la lancette, plus ou moins abondamment : dès le premier instant de la maladie, le pouls deviendra plus souple et moins
embarrassé, la respiration plus libre et appro-
chant de l'état naturel ; quelquefois aussi la
sensibilité et le mouvement commenceront à
se montrer dans les premières vingt-quatre
heures ; si vous réitérez le lendemain la même
application de sangsues, leur effet sera encore
plus sensible, et les sinapismes, dont on aura
couvert dès le premier jour les jambes et les
pieds, agiront avec plus d'efficacité.

« Posez-vous des sangsues à la tempe, au
cou : elles nuiront aux bons effets de la saignée au pied et de l'application des sangsues
aux cuisses ; elles augmenteront l'apoplexie
au lieu de la diminuer. »

Ce passage du *Traité de la sangsue médi-
cinale*, par Louis Vitet, permet-il de douter
que, dans la simple congestion sanguine, dans
l'infiltration de la même espèce, et dans l'hémorrhagie de l'encéphale, il soit indispensable

de saigner tout d'abord aux extrémités inférieures?

Si cela ne suffit pas, on tirera du sang de l'un des bras ou des deux à la fois : Tulpius a guéri un apoplectique par cette double saignée.

Cependant faut-il encore saigner plus près, et même sur la région de l'organe souffrant? la déplétion, déjà bien avancée par les premières émissions sanguines, lui rendra bien moins sensible la fluxion que produisent tous les dérivatifs à l'endroit qui en est le siége, ou dans son voisinage.

Ces moyens de combattre la pléthore encéphalique devront être secondés par de légers laxatifs, employés non comme irritants, mais seulement pour expulser des gros intestins des matières dont la pression sur les veines s'oppose à la circulation du sang, et pour opérer une révulsion salutaire ; puis, par l'application de l'eau froide ou de la glace sur la tête, de manière, en réglant leur action, qu'elle ne soit pas trop vive; enfin, si la déglutition est encore possible, pour modérer l'excès de la chaleur par toutes les boissons délayantes, acidulées, tempérantes, telles que l'eau d'orge, de gruau, de chiendent, l'oxycrat, la limonade, l'orangeade, le petit-lait, le lait d'amandes, l'eau de laitue, etc.

Mais, je le répète, si l'on doit scrupuleusement s'abstenir de toute autre médication à l'égard de la pléthore sanguine et de l'apoplexie dite inflammatoire, et s'il était, en effet, d'une grande impéritie de les combattre par les vomitifs, les purgatifs, les sternutatoires irritants, les épispastiques, tous en pareil cas propres à rendre le danger plus pressant et la mort plus certaine; en revanche, ces derniers remèdes seront applicables, sans contredit, aux espèces d'apoplexie dont on les a vus, chez deux de mes malades, triompher complétement.

Je reviens sur le traité de L. Vitet, pour engager derechef à réfléchir sur les sages conseils de cet habile praticien, et pour signaler avec lui le grave inconvénient de poser les sangsues près d'une grosse veine, ou de petites artères qu'elles pourraient attaquer de préférence, car le sang qui s'est écoulé de leur morsure a pu résister à l'agaric de chêne préparé, au linge brûlé, à la charpie râpée, aux poudres de colophane, de tabac, de quinquina, d'alun, de sangdragon ; au vinaigre pur, à l'eau de Rabel, aidés de la compression la plus méthodique, et causer la perte du sujet.

Mais ce malheur étant résulté surtout de l'hémorrhagie occasionnée par des sangsues qui s'étaient glissées dans certaines cavités du corps, on devra le prévenir en fermant bien, avec un tampon de linge, celle au bord de laquelle il s'agirait d'en appliquer ; et si, par négligence de cette précaution, quelqu'une avait pénétré soit dans le rectum, soit dans le canal anté-utérin, soit dans les fosses nasales, etc., rien alors de plus urgent que de chercher à la faire sortir, s'il était possible, en la saisissant et l'attirant à soi doucement avec les doigts, ou avec de petites pinces ; si elle ne se détachait pas, on se hâterait d'introduire dans la cavité qui la recélerait une quantité relative d'eau salée, d'eau nitrée, d'eau et de vinaigre, de fumée de tabac.

On ne saurait donc apporter trop de soin à l'application des sangsues, et pour la place qu'elles devront occuper dans chacune des circonstances où cette application deviendrait nécessaire, et pour tous les effets qu'elle pourrait produire.

La phlébotomie a, comme la saignée capillaire, son utilité spéciale, mais, comme elle, ses dangers ; et c'est ici le lieu de rappeler la dissertation du docteur A.-L. Bautier sur la phlébite, dissertation dans laquelle ont été dites bien des choses en peu de mots.

Ainsi le regret exprimé par l'auteur, de n'avoir pu donner plus d'extension à ce travail, est superflu.

Sa manière d'exposer les causes, les symptômes et la marche de l'inflammation des veines, le choix de ses observations, l'application qu'il en a faite, les conséquences qu'il en a tirées, les moyens de guérison qu'il a prescrits, tout, dans cette œuvre, malgré sa brièveté, la rend complète, et je la cite avec la conviction qu'elle est fort bonne à consulter.

L'opération qui consiste à tirer du sang d'une veine est souvent nécessaire ; et pour empêcher qu'elle ne devienne funeste, de salutaire qu'elle devait être, on ne peut assez recommander de la faire toujours avec des

lancettes bien propres et bien tranchantes, de
ne poser sur la plaie autre chose qu'un linge fin,
blanc, imbibé d'eau fraîche, de la comprimer
légèrement, de n'y plus toucher, et de ne point
ouvrir une seconde fois la même veine pour
obtenir une nouvelle émission sanguine, aussi
l'auteur n'a-t-il rien omis à cet égard ; puis,
indiquer le traitement le plus rationnel de la
phlébite, celui dont on doit généralement le
plus espérer, était une autre tâche plus difficile à remplir, et ses motifs en faveur de la méthode essentiellement antiphlogistique, quoique plus d'un fait atteste l'heureux emploi des
préparations antimoniales et des mercuriaux,
portent à croire que, plus relative au caractère de la maladie, elle serait aussi presque
toujours plus efficace.

La question de l'existence d'apoplexies dans
lesquelles il n'y a ni congestion, ni infiltration,
ni épanchements sanguins du cerveau, n'en
est pas une; et si ce que j'ai rapporté pour
l'avoir vu moi-même chez le pauvre apoplectique cité précédemment n'était pas admis
à la décider, je dirais que Bonet, Wepfer,

Morgagni, Lieutaud, Portal, etc., l'ont résolue par des observations où l'on n'aperçoit
autre chose qu'une sérosité limpide ou verdâtre plus ou moins abondante entre le crâne
et la dure-mère, et dans toutes les cavités du
cerveau.

Je crois encore, plus confirmée que toute
autre par l'autopsie, la division de l'apoplexie
en sanguine, séreuse, nerveuse, eu égard aux
lésions de l'encéphale observées dans les deux
premiers cas, et, dans le dernier, à l'intégrité
apparente de cet organe, car si les symptômes
particuliers à chacune d'elles en diffèrent quelquefois au point d'entraîner dans la plus fâ-
cheuse des erreurs sur la cause de la maladie
et sur le genre de remèdes, niera-t-on que le
plus souvent elles se manifestent par les signes qui les caractérisent, et que je crois, pour
les deux premières, avoir exposés très-exacte-
ment?

La troisième, ordinaire aux hystériques,
aux hypochondriaques, presque toujours précédée de mouvements convulsifs, d'altération
notable des sensations, et de quelques-unes
des facultés de l'âme, se présente au milieu

d'une augmentation de force ou de leur extrême abaissement, ou sans aucun de ces symptômes, et la paralysie, qui, dans les précédentes, intéresse fréquemment tout un côté du corps, dans celle-ci généralement en occupe toute la partie inférieure.

Sur cela, j'en appelle aux auteurs mêmes que je réfute avec autant d'estime pour eux que d'amour pour la vérité, et qui, certes, ont vu d'autres apoplexies que l'hémorrhagie cérébrale.

C'est à ces mêmes espèces, qu'ils méconnaissent, que s'appliquent exclusivement, pour ainsi dire, les remèdes contre-indiqués par le coup de sang et par l'apoplexie sanguine.

Voyons encore à quels indices on reconnaîtra qu'il faut en faire usage.

Bosquillon a dit : «On ne peut disconvenir que les auteurs les plus célèbres ont trop insisté sur l'usage des sternutatoires dans l'apoplexie séreuse; néanmoins, lorsque le malade est fort abattu, que son pouls est très-faible, que la mort semble peinte sur son visage, et qu'il y a des signes certains de collapsus; lorsqu'on lui a fait inutilement avaler une grande quantité de vinaigre, et que tous les autres remèdes ont été sans effet , il vaut mieux tenter de rappeler le pouls, et de ranimer le mouvement du sang par les stimulants, que d'abandonner le malade à son malheureux sort. C'est le seul cas où l'on puisse se permettre de prescrire les sels volatils et les sternutatoires. Je n'ai jamais remarqué qu'ils aient nui dans de semblables circonstances , et plusieurs malades se sont parfaitement rétablis. »

Ailleurs, il dit encore : « Je crois que Cullen pousse trop loin la circonspection sur l'usage des émétiques : ils ne déterminent pas aussi facilement qu'on le pense le sang à se porter vers le cerveau. »

Voici , à leur égard , comment s'exprime Alibert : « Les émétiques ont un effet salutaire que l'on peut apprécier dans les angines, l'hydrothorax, l'asthme, la paralysie , l'apoplexie. Morgagni les interdit dans cette dernière affection , parce que la commotion qui suit leur emploi entraîne des accidents sinistres. Il y a pourtant une espèce particulière d'apoplexie caractérisée par la petitesse du pouls, une chaleur peu intense , et la pâleur du visage. Le

système lymphatique, qui semble être spécialement atteint dans cette maladie, se débarrasse par les secousses répétées que produit
ce remède, et sa force contractile se ranime
insensiblement par cette favorable excitation. »

Alibert a donc jugé que, dans certaine apoplexie, le tartre stibié, loin de jeter le désordre
dans l'encéphale, devait lever tous les obstacles à l'exercice de ses fonctions.

Telle encore était l'opinion de l'un des savants collaborateurs de l'*Encyclopédie méthodique*.

« Autant, a dit le docteur Delaporte, la saignée est nécessaire dans l'apoplexie sanguine,
en comprenant sous ce nom toutes celles dans
lesquelles on reconnaît évidemment les signes
de l'embarras et de la plénitude des vaisseaux
sanguins, et de la compression du cerveau et
du cervelet, qui en est la suite ; autant elle est
dangereuse et même mortelle dans l'apoplexie
séreuse ou humorale, et dans celle qui dépend
de la surcharge de l'estomac. On a vu des malades, dans ces cas extrêmes, périr sous la lancette. Les vomitifs sont alors le premier moyen

à employer, celui qui dissipe les accidents, et qui facilite l'emploi et le succès des autres remèdes en enlevant la cause prochaine de la maladie. Cependant, si l'on fait attention que les émétiques, en déterminant l'impulsion des humeurs vers les parties supérieures, ne peuvent qu'ajouter à l'embarras du cerveau, et, par les secousses violentes qui accompagnent le vomissement, occasionner la rupture des vaisseaux; si, d'ailleurs, on reconnaît que la compression du cerveau est telle, que toutes les fonctions sont suspendues, que la déglutition est empêchée, et que la stupeur des organes élude l'action de tous les remèdes, on sentira combien l'application sévère des préceptes est difficile, et que, dans ce cas, par exemple, quelque dangereuse que soit la saignée, il faut avoir le courage de la tenter, plutôt que d'abandonner le malade, et le livrer, sans aucun secours, à une mort prompte et inévitable. »

On voit que, malgré les raisons par lui-même alléguées contre l'émétique, et qu'il est, avant de l'administrer, très-important de prendre en considération, le docteur Delaporte en fait un remède nécessaire dans l'apoplexie qu'il appelle séreuse, et dans celle qui tient à la plénitude de l'estomac, et qu'il ne regarde la saignée, dans ces deux circonstances, que comme un remède extrême auquel néanmoins on doit recourir, pour tâcher, s'il se peut encore, de sauver le malade.

Mais pour nous faire une juste idée de l'action de l'émétique sur l'encéphale, voyons en quoi consiste le vomissement qu'il produit, et ses effets sur toute l'économie animale.

Cet acte par lequel les matières contenues dans l'estomac sont rejetées au dehors est tout à la fois le résultat d'une contraction antipéristaltique de ce viscère, des mouvements convulsifs du diaphragme, de ceux des muscles abdominaux, qui, en le comprimant, font refluer ces matières dans l'œsophage, de ceux enfin au moyen desquels l'estomac s'en débarrasse plus ou moins promptement.

L'ébranlement de tous les organes au milieu des secousses du vomissement leur est d'autant plus sensible, qu'ils sont plus abandonnés à leur propre poids. Le cerveau ne saurait donc, soutenu de toutes les manières, éprouver au même degré le mouvement insolite qui lui est imprimé, et c'est vraisemblablement l'une des raisons pour lesquelles Bosquillon a dit que les émétiques ne déterminent pas aussi facilement qu'on le croyait le sang à se porter vers le cerveau.

Sans doute aussi le même auteur avait en vue, indépendamment de l'excrétion convulsive opérée par l'émétique, l'excitation des autres viscères abdominaux, les sécrétions plus abondantes qu'elle provoque et qu'elle entretient, la révulsion produite vers tout le système cutané, et, non moins encore que tout cela, les nombreuses flexuosités des vaisseaux encéphaliques, disposition propre à ralentir le cours du sang, et diminuer l'action de tous les moyens de l'accélérer.

Un médecin très-distingué reconnaît à l'émétique la faculté d'éloigner les accès de migraine dépendant de l'estomac; mais, selon lui, rien ne prouve que l'action perturbatrice de cet agent thérapeutique puisse prévenir des maladies graves.

Cependant je lis dans Buchan : « Un ouvrier, depuis quatre ans, se garantit de l'apoplexie séreuse avec trois grains d'émétique, qu'il prend dans deux verres d'eau, dès qu'il s'aperçoit que sa bouche tend à se déformer : deux médecines achèvent cette cure prophylactique. »

L'émétique peut donc être administré très-utilement dans l'apoplexie, et nier que cette médication, qui, selon Arétée, souvent en emporte la cause, ait été et pût être souverainement efficace, serait un double tort que j'achèverais de combattre en affirmant qu'elle ne compterait plus d'antagonistes si toujours on avait su l'employer à propos, et avec toutes les précautions qu'elle exige.

Je passe à d'autres remèdes plus ou moins actifs compris dans la condamnation de l'émétique, et dont les titres à notre confiance sont, comme les siens, assurément incontestables.

En effet, s'agit-il de rendre à la peau l'exquise sensibilité dont elle jouit dans l'état naturel, de provoquer ses mouvements sympathiques sur toutes les parties du corps, d'attirer sur elle l'irritation de l'un des principaux organes, de faire sortir de leur engourdissement les puissances nerveuses et musculaires, de rétablir le cours des fluides, enfin, de rappeler la vitalité en apparence éteinte pour jamais, de quels moyens devra-t-on faire usage, si ce n'est des rubéfiants, des vésicants, des escharotiques, des vapeurs acétiques, éthérées, ammoniacales, des eaux cordiales, spiritueuses, en un mot, de tous les excitants, alors si précieux, et qui, dans l'apoplexie caractérisée par l'asthénie la plus voisine de la mort, ont rallumé le flambeau de la vie?

Plus je songe à la diversité d'opinions sur la nature et le traitement de beaucoup de maladies, plus je m'étonne que certains auteurs en aient écrit avec une sorte d'assurance que l'art de guérir permet bien moins que tout autre.

On a dit que, dans les sciences, le doute était souvent utile, et peut-être le jugera-t-on encore plus nécessaire dans celle qui veille à notre conservation; cependant, devrait-il subsister, si nous savions, disons mieux, si nous voulions plier sous l'autorité des faits, et ne raisonner et n'agir que d'après l'expérience, sans laquelle tout est incertitude, tout est erreur?

Ces réflexions conduisent à ne point admettre exclusivement une seule apoplexie, une seule méthode curative, mais plutôt à reconnaître cette affection pour ce qu'elle est, à la traiter relativement à la cause qui l'aura produite.

Plus d'un médecin regarde comme insignifiant l'usage assez ordinaire du sel commun et de l'eau des Jacobins dans le cas d'apoplexie ; cependant les journaux ont retenti d'une prompte guérison opérée chez une femme apoplectique, à l'aide du premier de ces remèdes administré par un marin, et Bosquillon dit avoir vu des cas où, les plus forts drastiques ayant été vainement employés, une demi-once de ce sel, prise comme eux dans un lavement, a produit les évacuations salutaires que l'on désirait obtenir.

Veut-on aussi une preuve irréfragable de l'efficacité de l'eau des Jacobins ? la voici.

« Madame Le B..., à l'âge de quatre-vingt-quinze ans, fut, après un léger repas, frappée d'apoplexie.

« Lorsque j'arrivai chez cette dame, on me dit qu'elle venait de rendre le dernier soupir, et, dans cette malheureuse persuasion, on ne songeait plus à lui porter secours.

«Je la fis déshabiller, mettre au lit, et frottai moi-même avec des étoffes de laine chaudes ses membres un peu refroidis, les enveloppai de ces mêmes étoffes, et j'appliquai des sinapismes aux pieds; ensuite je lui donnai l'eau des Jacobins pure et par cuillerée à café, laissant entre chacune d'elles au plus six minutes d'intervalle.

«Après la cinquième, une forte excrétion alvine ayant eu lieu, la malade ouvrit les yeux, fit un léger mouvement des bras, balbutia quelques mots, et bientôt une seconde évacuation, encore plus considérable que l'autre, est venue dissiper tous les accidents dont, à mon grand étonnement, aucun n'a reparu.

«Madame Le B... est morte à cent ans et demi.

«Je n'ai permis de l'inhumer qu'après soixante heures, les signes caractéristiques de la mort ne s'étant manifestés qu'au commencement du troisième jour. »

Il n'est que trop souvent arrivé de faire le procès à certains remèdes, faute d'occasions d'apprendre à les estimer; mais cette sorte de jugement n'est pas sans appel, et l'eau des Ja-

cobins recouvre ici son titre d'eau anti-apo-
plectique, titre si bien acquis, et sous lequel on
la connaît à Rouen, depuis 1563.

Tous les symptômes qui accompagnent l'a-
poplexie s'évanouissent quelquefois avec elle;
mais le plus souvent il en est qui lui survivent
pour longtemps, pour toujours.

Cette remarque est surtout applicable à la
paralysie.

Cependant, si l'espèce de lésion cérébrale
qui l'a fait naître avec la perte du sentiment
paraît, dans le réveil des sens et des facultés
intellectuelles, céder aux secours de la médecine ou aux seuls efforts de la nature,
pourquoi ne voit-on pas aussi se ranimer
l'action des muscles soumis à l'empire de la
volonté?

Les causes essentielles de l'apoplexie consistant dans une forte compression qui retire à
l'encéphale toute son influence sur le sentiment et le mouvement volontaire, ou dans la
cessation apparente de cette influence, cessation
déterminée par un principe agissant d'autre
manière, et produisant les mêmes effets; ces

causes, disons-nous, combattues victorieusement dans le plus grave d'entre eux, devraient
l'être également dans la paralysie apoplectique.

Cherchons la raison de cette paralysie d'un
seul organe, d'un seul membre, de plusieurs
opposés l'un à l'autre, de tous à la fois, d'un
seul côté du corps, de sa moitié inférieure, différences que l'on a dit résulter de l'affection
de telle ou telle autre partie encéphalique, et
en indiquer le siége, quoique ces deux asser-
tions soient encore assez féquemment infir-
mées par l'autopsie cadavérique.

D'abord il est certain que l'inhalation cérébrale, aussitôt qu'elle peut s'opérer, travaille à
dissiper l'épanchement sous lequel la fibre
médullaire est empêchée d'agir, et que cette
inhalation doit finir par donner un libre cours
au fluide que l'on appelle nerveux, et qui
paraît avoir, avec le galvanique, une grande
analogie. Quel est donc le lien qui retient encore la force musculaire que l'on pouvait supposer être jusque-là restée sous la dépendance
de la compression?

Ensuite, si, par une autre cause que cette

compression, le cerveau perd son excitabilité,
par conséquent, la vertu de stimuler à son tour
les muscles de la vie animale, que se passe-t-
il donc encore dans l'organe sensitif après la
disparition apparente du collapsus, et quelle
espèce de lésion des nerfs à leur extrémité
centrale pourrait entretenir l'impuissance musculaire?

L'heureux effet des excitants, notamment
de l'électricité chez des apoplectiques encore
paralysés après l'attaque, déjà tend à prouver
que la perte du mouvement n'était plus entretenue par la compression même au moindre degré, ni par les causes qui l'avaient produite.

En second lieu, je pense que, si l'on croyait
pouvoir expliquer cette affection des organes
moteurs par l'altération de l'élément nerveux,
par la faiblesse de son action, ces causes ne
devront pas suffire à démontrer sa persistance
souvent rebelle à tout, et désespérante pour
l'humanité.

Si donc, à ce titre, écartées d'une question
qu'il importerait singulièrement de résoudre,
on veut supposer que la paralysie, compagne

et suite de l'apoplexie, tienne à la rupture d'un certain nombre de fibres nerveuses, j'objecterai que, par leur cicatrisation, elle peut cesser d'être incurable.

Néanmoins, il est prouvé que ce travail de la nature n'a pas toujours empêché la paralysie de persévérer, et c'est de cette opiniâtreté, quand elle n'est point insurmontable, que j'aspire à trouver la véritable cause.

Cette cause ne peut être une congestion sanguine que l'action des stimulants aurait nécessairement rendue mortelle ; mais n'appartiendrait-elle pas à quelque autre engorgement formé dans l'épaisseur des filets nerveux, entre ces mêmes filets, dans les canaux névrilématiques, et dont il aurait été réservé à certains excitateurs de triompher complétement ?

« Une fille que la peur avait paralysée cessa de l'être trente ans après, un éclair l'ayant frappée de terreur. »

« Pressé par le même sentiment au milieu d'un incendie, un autre paralytique a pu sortir de son lit, où depuis bien des années il était retenu, et s'enfuir pour ne pas devenir la proie des flammes. »

Ainsi la secousse imprimée à ces deux malades aura vaincu la cause qui s'opposait à l'exercice de la puissance nerveuse sur les organes dont elle avait si longtemps partagé l'immobilité, et la supposition que cet obstacle n'aurait été toujours autre chose que le collapsus, ne me paraît point admissible, car, comment se persuader que, dans un très-long espace de temps, la fibre médullaire ayant perdu de plus en plus sa force, son excitabilité, les recouvre en un clin d'œil, au lieu de se rompre et d'entraîner la perte du sujet?

Je croirais plus relative à l'effet hypertonique de la terreur, dans l'une et dans l'autre circonstances, et, pour m'expliquer plus clairement, à l'action énergique tout à coup ressentie par l'encéphale, au rétablissement aussi prompt qu'inespéré de ses fonctions, l'idée d'une congestion soit muqueuse, soit lymphatique, soit albumineuse, soit enfin nerveuse, et ne serait-ce pas à cette dernière surtout qu'il faudrait imputer la plupart des névroses?

On vient de voir que l'ancienneté de la paralysie ne la rendait pas inguérissable; mais aucun moyen n'en triomphera si, à cette longue absence du mouvement, se trouvent réunies la perte de la sensibilité, l'atrophie, une profonde débilité des forces vitales.

Laissant donc à regret cette paralysie frappée d'incurabilité, je dois chercher quelque consolation dans le succès que plus d'une autre moins grave permettrait d'espérer.

Buchan, ayant égard à la disposition pléthorique des jeunes gens robustes, et à l'asthénie particulière aux vieillards et aux personnes délicates, propose d'employer contre la paraplégie, pour les premiers, le traitement que réclame l'apoplexie sanguine, et de faire, pour les derniers, tout le contraire.

Mais ces deux règles auraient leur exception dans le premier cas, si, malgré l'âge et la constitution du malade, la faiblesse prédominait ; et dans le second, si, contre l'ordinaire, il en était autrement.

De même, gardons-nous bien de croire qu'il faille opposer toujours à la paralysie, compagne ou suite immédiate de l'apoplexie, les saignées, les applications sédatives, les boissons tempérantes, et autres moyens également propres à déterminer un grand affaiblissement,

dans la persuasion qu'elle serait aussi toujours occasionnée par une hémorrhagie encéphalique.

L'expérience est là pour attester que cette
méthode aurait eu les plus grands inconvénients, et que la paralysie dont il est question
a cédé, comme la plupart de celles où le cerveau semblerait être passif, aux frictions, aux
ventouses sèches, aux sinapismes, aux vésicants, aux douches, à l'électricité, à de fortes
commotions de l'âme, accidentelles ou excitées à propos ; à des mouvements bien modi-
fiés, à des exercices possibles et bien dirigés,
aux fortifiants amers, aux boissons oxygénées,
ferrugineuses ; bref à tout ce qui peut stimuler,
irriter la peau et les membranes muqueuses,
réveiller la caloricité, la sensibilité, la tonicité,
la myotilité ; purifier, atténuer, fluidifier les
liquides altérés, visqueux, épaissis, durcis
même, et cantonnés dans quelque partie,
comme je le suppose avec plus de raison peut-
être qu'il n'y en aurait à soutenir le contraire.

Si donc les remèdes excitants ont très-fré-
quemment été, dans la paralysie, les plus

indiqués, les plus efficaces, cela prouve que, dans autant de circonstances, elle dépendait, ou du moins était accompagnée d'une faiblesse générale, loin qu'il y eût apparence d'excès de forces, de congestion sanguine, d'affection spasmodique, ou de quelqu'une de ces lésions d'organe, de ces dégénérescences humorales si déplorables, toutes choses à bien considérer pour traiter les paralysies, chacune selon son espèce, selon sa cause, selon toutes les probabilités de guérison, et ne pas vouloir lutter vainement contre l'impossibilité de l'obtenir.

Après nous être étudiés à connaître, à traiter,
à guérir les principales maladies qui simulent
la mort, il nous reste à faire un autre examen,
celui des signes qui la caractérisent.

Mais, avant d'arriver à ces signes positifs,
nous en trouverons d'autres en très-grand
nombre, tous incertains et pourtant sur la foi
desquels se renouvelle et se multiplie tous les
jours l'abus, le terrible abus d'ensevelir, d'enfermer dans le cercueil, et de porter en leur
dernier asile les malades à peine, en apparence,
sortis de la vie.

« Une jeune fille, plongée dans une profonde
léthargie, avait été recouverte du linceul;
mais voilà qu'elle se réveille. L'appareil funèbre dont elle se voit entourée, cette lampe qui
brûle aux pieds de son lit, ce drap dont elle
est enveloppée, tout la frappe de terreur,
un saisissement horrible l'oppresse, et elle
meurt. »

« Ces jours derniers, à Angerville-la-Martel,
au moment où le prêtre, accompagné des porteurs, se rendait au domicile d'une femme
âgée de quatre-vingts ans, pour la conduire en
terre, les personnes qui étaient réunies au domicile de la défunte entendirent remuer dans
la bière. L'ouverture en fut aussitôt faite, et
l'on reconnut alors que la prétendue morte
revenait à la vie. Tous les soins ont été pris
pour éviter qu'elle pût s'apercevoir du danger
auquel elle venait d'échapper. »

« Un moine d'Eschingen avait été descendu
dans le caveau qui sert de sépulture à tous
les membres de la communauté, et où ils sont
placés dans des cases préparées à cet effet,
enveloppés dans un simple linceul. Quelques
jours après, un autre moine étant mort, quel
ne fut pas l'effroi général, lorsqu'ayant levé
la pierre qui ferme l'entrée du caveau, on
trouva, sur les premières marches de l'escalier, le corps de celui qui l'avait précédé? Il
paraît que cet infortuné, revenu d'une longue
léthargie, est mort du supplice de la faim
après avoir fait de vains efforts pour se faire
entendre et soulever la pierre. Ses dents étaient

enfoncées dans le bras gauche, qu'elles avaient cruellement déchiré. »

Ces exemples, relatés dans les journaux de Rouen du 25 janvier dernier et du 15 décembre 1839, d'après le *Courrier du Pas-de-Calais*, le *Journal de Fécamp*, et une feuille allemande, déposent fortement contre les pratiques meurtrières qui les ont fait naître.

Aussi les combattrai-je à toute outrance, jusqu'à ce que l'autorité suprême les ait rendues au néant, d'où jamais elles n'auraient dû sortir.

Si déjà l'on est bien malheureux de troubler son existence par la crainte de la mort, comment supporter encore l'affreuse idée que l'on pourra ne cesser de vivre que dans son horrible séjour ?

Pourquoi donc ne pas tous ensemble élever la voix contre cette précipitation avec laquelle on dispose des morts, précipitation criminelle et dont nul d'entre nous, pensons-y bien, n'est exempt de subir les funestes conséquences.

Pensons-y pour ne plus livrer nos semblables à des tourments indicibles, et pour être assurés qu'ils chercheront eux-mêmes à nous en garantir.

A peine mon mémoire sur cette importante matière a-t-il paru, que la mort du cardinal Somaglia est venue jeter l'épouvante dans tous les esprits, et nous ramener au besoin de prévenir un pareil trépas.

Ne voulant rien négliger à cet égard, j'ai, dans une seconde édition, fait de nouvelles réflexions dont le résultat est encore loin de remplir mon attente.

Cependant la souscription de M. le ministre de l'intérieur pour cent exemplaires de l'ouvrage dont il s'agit, semblait assez répondre des avantages que l'on peut en tirer.

C'est pour cela que je cite ce dernier suffrage, pour cela seulement que je me trouve heureux de l'avoir obtenu, conservant toujours l'espérance de voir universellement admises ces grandes vérités : que le mort supposé s'appartient encore et n'appartient qu'à lui ; que le droit de le séparer des vivants ne saurait être acquis que par la plus évidente réalité du décès ; que, dans ce passage de la mort apparente à la mort véritable, on lui doit tous les secours qui pourraient le rappeler à la vie; enfin, que c'est être tombé dans une bien grave erreur que d'avoir limité la durée de ces secours, le temps, quoique inappréciable en pareil cas, ne pouvant seul faire connaître leur impuissance ou leur efficacité.

Ainsi, toutes les lois relatives à celui qui doit s'écouler entre le décès et l'inhumation, toutes, sans exception, ont leur danger.

Ne sait-on pas que celles mêmes qui obligeaient à ne donner la sépulture que plus de huit jours après l'extinction apparente de la vie, ne sont point à l'abri du reproche si légitimement fait à la nôtre, qui permet d'inhumer après la vingt-quatrième heure?

Ce délai, sans doute, est plus que suffisant, lorsque la mort se montre certaine avant qu'il soit expiré, et, dans ce cas, il faut, avec les formalités requises, même encore l'abréger; mais la mort douteuse pouvant, comme on l'a vu tant de fois, se prolonger bien au delà d'un seul jour, indubitablement aussi il n'est au monde rien de plus urgent, de plus important à faire, que de supprimer une loi qui ne laisse pas le temps de recouvrer l'existence.

Sachons donc y remédier, en ne mettant pas de bornes à des soins que le succès a souvent couronnés.

La mesure que j'ai proposée, et pour laquelle encore aujourd'hui je réclame l'appui du gouvernement, est sans contredit la seule propre à nous affranchir pour toujours de la crainte d'être enterrés vivants.

À son entière exécution se rattachent les sentiments dont la nature et la religion nous font un devoir.

Que manque-t-il donc à cette mesure pour obtenir force de loi, et pouvoir, ainsi sanctionnée, rendre à l'humanité le plus grand des services ?

Mais, afin qu'elle produise cet heureux effet, il faut, je le répète, il faut encore que l'on apprenne à bien juger la mort dans ses fausses apparences, dans sa réalité, puis à bien administrer les secours indiqués par le premier état de choses.

Sur tout cela je crois m'expliquer, dans mon dernier chapitre, assez clairement pour faire éviter les funestes méprises dont tant d'infortunés ont été les victimes, et préparer au moins chacun de mes lecteurs à recevoir le prix de son zèle, en voyant le malade rendu à la vie par cette aide propice et supérieure à tous les éloges.

CHAPITRE V.

SIGNES DE LA MORT.

Je ne puis assez faire connaître le danger des inhumations précipitées, assez attirer l'attention sur le supplice affreux d'être jeté vivant dans la tombe.

Ainsi, les regrets que sur cette tombe on viendrait exprimer auraient pour témoin la victime elle-même, dont les gémissements, trop faibles pour être entendus, finiront par se confondre avec son dernier soupir.

Quel tourment de penser que ce malheur a été et pourrait encore être l'effet de la plus coupable négligence!

Au lieu donc de ces cris dont on emplit la demeure de la personne réputée morte, et soudain abandonnée pour jamais, témoignons-lui notre affection en faisant tous nos efforts pour la rendre à la vie.

Si , de la simple suspension apparente des fonctions vitales , on veut conclure que la mort est réelle, autant de fois on pourra se tromper, et c'est peut-être ce qui arrive à l'instant même où je songe à détruire cette funeste erreur.

Il est incroyable que, sur un pareil indice, on ait osé mettre, entre soi et ses plus chers parents, ses meilleurs amis, une barrière éternelle.

Effrayé de cette vérité confirmée par d'innombrables exemples, j'ai voulu la signaler en entrant dans la carrière médicale, et mes concitoyens ont été le premier objet de ma sollicitude.

Avertis de se protéger mutuellement contre l'abus le plus redoutable dans ses conséquences, ils ont pu l'éviter, et j'avais rempli le plus saint des devoirs.

Quelque temps après, j'ai reproduit le même sujet dans mon *Précis de médecine légale*, pour exciter derechef à secourir les morts, dans l'impossibilité où, comme on l'a dit, ils sont de manifester leurs besoins.

Cette manière de parler met en doute la réalité de la mort, et c'est ce doute précieux qu'il faut avoir pour triompher de ses fausses apparences.

L'exemple suivant le prouve invinciblement : « En octobre 1833, appelé auprès de mademoiselle F..., âgée de soixante-treize ans, affectée d'un érysipèle inflammatoire, je prescrivis, entre autres remèdes, l'application de quelques sangsues, et recommandai très-expressément, l'air étant humide et froid, de tenir la malade au lit. Cependant elle voulut en sortir, pour aider, par un bain de siége, l'effet de l'application, et cette fois ce fut sans accident. Quelques heures après, se trouvant un peu mieux, elle me demanda la permission de se lever. Je ne pouvais la lui accorder, et, malgré mon refus, elle est bientôt debout, et donne à sa garde une commission à faire dans le voisinage. A peine celle-ci est-elle partie, que la demoiselle s'évanouit, tombe sur un plancher de plâtre, y reste pendant dix minutes. De retour, la garde effrayée s'enfuit et va chercher du secours. On arrive, on porte la malade sur son lit ; presque en même temps je suis auprès d'elle, et chacun fait son devoir.

« Froid de glace, pâleur de la mort, insensi-

bilité, immobilité complètes, bouche béante,
écumeuse : tel était le tableau présent à nos
yeux.

« L'affaissement subit de la partie qui avait
été le siége de l'érysipèle, et la disparition totale de l'inflammation, me laissaient peu d'espérance ; mais plus le danger pour le malade
est imminent, plus est vif l'empressement du
médecin impatient de le sauver, et j'aspirais
à ce bonheur.

« L'application de la moutarde aux pieds, aux
genoux, aux poignets, celle de flanelles chaudes sur les régions de l'estomac et du cœur ;
des frictions sur ces mêmes régions et sur
toutes les autres parties du corps avec des
serviettes bien douces, bien chauffées, et se
succédant rapidement l'une à l'autre ; l'exposition d'un très-fort vinaigre à l'entrée des
fosses nasales ; l'introduction de quelques cuillerées d'un bon vin dans les voies digestives,
semblaient inefficaces, quand tout à coup la
malade soulève la tête, mais pour l'incliner
aussitôt ; puis après un léger râle, on croit
qu'elle vient de rendre le dernier soupir.

« Cependant la peau me parut un peu moins

pâle, moins froide, et cette disposition de la chaleur vitale à se ranimer était bien propre à soutenir mon zèle. J'exhortai mes aides généreux à me continuer leur assistance, et nous parvînmes, avec le même traitement, à rendre cette chaleur plus sensible, plus régulière, à rétablir l'action du cerveau, et, par le cerveau, le mouvement des organes que lui seul fait agir.

« Ainsi mademoiselle F..., rappelée à la vie, est devenue pour jamais une preuve irrécusable de la possibilité d'échapper à la mort, après avoir, en apparence, été sa trop fidèle image. »

Plus je réfléchis sur ce fait et sur quelques autres que je pourrais également emprunter de ma clinique, plus je voudrais pouvoir oublier le déplorable sort des personnes enterrées vivantes. Et comment cela ne serait-il pas arrivé, aucune précaution n'ayant été prise à leur égard? On les a jugées mortes et fait inhumer sans aucun examen, et sans leur avoir donné le moindre secours.

Cette insouciance criminelle aurait été funeste à bien d'autres individus, si des circonstances particulières n'eussent pas fait reconnaître que, sous le drap qui les enveloppait, dans le cercueil où on les avait déposés, ils étaient revenus à la vie.

Winslow, Bruhier, Louis, Pineau, si dignes de partager nos hommages avec les Maret, les Vicq-d'Azyr, dont les écrits sont tout remplis de l'amour de l'humanité, n'ont produit que trop d'observations de ce genre. Ces observations malheureusement sont presque demeurées sans effet, et cela devait être, puisque, pour bien des gens, l'intérêt de leur santé, de leur existence, est le moindre de tous les intérêts. Faut-il donc s'étonner qu'indifférents à ce point pour eux-mêmes, ils le soient encore plus pour l'infortuné que la mort semble frapper à leurs côtés? Cependant, qu'ils songent à ne plus donner ce pernicieux exemple, car on pourrait, trop exact à le suivre, les laisser, au milieu d'un sommeil léthargique, descendre au tombeau pour y retrouver la vie que des soins affectueux auraient pu ranimer, et pour la perdre dans les angoisses du désespoir et de la faim!

Sachons tous mériter, par notre empressement à secourir les malheureux tombés en état de mort, que l'on nous rende au besoin le même service, jusqu'à ce qu'enfin il soit évident que nous ayons cessé de vivre.

Mais sur quelles preuves établir son jugement à cet égard?

C'est une question bien grave, et qui réclame de nous la plus sérieuse attention.

La mort, a-t-on dit, est certaine, et elle ne l'est pas; mais on a bien compris, en tenant ce langage, qu'il ne fallait pas se méprendre à la seconde proposition.

En effet, on ne peut pas être mort, et ne pas l'être. Il serait très-inexact de dire que la mort n'est pas certaine, parce que telle personne réputée morte aurait démenti cette erreur par un heureux retour à la vie. C'est pourtant d'après cette sorte de résurrection que l'on a distingué la mort en apparente et en mort réelle, distinction elle-même inadmissible.

La mort est toujours réelle et toujours évidente par la putréfaction, que bien des praticiens en ont regardée comme le seul signe incontestable.

Ici commence la tâche importante que je me suis proposé de remplir.

Le désir de rendre à tous mes semblables le plus grand des services me l'a fait entreprendre, et je vais m'y livrer avec cet amour du bien qui devrait toujours être couronné du plus heureux succès.

Toutes les parties du corps humain sont mises en mouvement par un principe tendant à modifier, à restreindre, dans leur action sur elles, les forces physiques et chimiques générales.

La présence de ce principe est donc la vie proprement dite, et son absence ce que l'on appelle la mort.

Selon la Fable, c'est le feu que Prométhée dérobe au ciel pour animer sa statue; selon la vérité, c'est le souffle que la toute-puissance répandit sur l'homme qu'elle venait de créer, et sans lequel il n'aurait pas vécu, et ne pourrait plus subsister.

De l'abaissement excessif de cette force vitale que l'on ne saurait désigner sous un autre nom, dans l'impossibilité où l'on est d'en connaître l'essence; de l'insensibilité de tous les organes que, dans l'état naturel, elle excite à remplir leurs fonctions, et de la cessation apparente de tous les phénomènes que cet exercice régulier détermine et seconde merveilleusement, résultent des effets que je dois faire apprécier à leur juste valeur.

La privation du sentiment, l'absence de la circulation et de la respiration, ne sont point des indices certains de la mort.

L'action du cerveau dans l'apoplexie, du cœur dans la syncope, du poumon dans l'asphyxie, peut être affaiblie au point que le premier se trouve réduit à ne plus exercer sur les sensations, sur les mouvements volontaires, sur les mouvements vitaux, sur le développement de la chaleur animale, qu'une influence muette, imperceptible; que le second devienne incapable, quoique jouissant encore d'une certaine irritabilité, de pousser le sang dans les artères et, par elles, dans le cerveau, dans le poumon, faisant ainsi participer ces deux organes à son espèce d'anéantissement; enfin, que le dernier d'entre eux paraisse totalement dépourvu de ses mouvements mécaniques et ne plus se prêter aux phénomènes chimiques de la respiration; et cette absence de la vie extérieure a suffi pour faire abandonner une foule de malades réputés morts, tandis que tout intérieure, mais aussi tout invisible, la vie n'attendait, pour se manifester à tous les regards, que les soins si naturels dont l'omission ou le refus ne devraient jamais trouver grâce devant la justice des hommes.

De même, on a prétendu reconnaître la mort à d'autres signes qui, réunis à ceux que nous venons d'indiquer, la rendraient encore plus vraisemblable.

Tels sont l'insensibilité de l'iris à l'exposition d'une vive lumière; l'abaissement de la mâchoire inférieure sans disposition à revenir sur elle-même; le libre cours par tout le trajet alimentaire de l'air soufflé dans la bouche; la pâleur, la lividité du visage et des téguments; le refroidissement et l'immobilité du corps, son allongement, sa roideur, l'aplatissement des parties sur lesquelles il a été couché; la couleur jaune de l'intérieur des mains, de la plante des pieds, et la flaccidité des yeux.

Ces divers indices vont être, avec les autres, mis au creuset de l'observation.

Or, on a vu la sensibilité, la circulation, la respiration, éteintes en apparence, quoiqu'elles

fussent encore excitées et maintenues obscu-
rément par le principe vital, par lui recouvrer
enfin toute leur énergie ; on a vu le relâchement de l'iris, celui des paupières et des lèvres,
celui de la mâchoire inférieure et des voies
digestives, etc., attester la perte absolue de la
contractilité musculaire, et celle-ci néanmoins
se réveiller d'elle-même, ou, sous la main qui
la sollicitait, se ranimer avec la force qui la
faisait secrètement subsister ; et l'aplatissement
qui résulte de la diminution extrême du ton et
de l'élasticité des téguments, l'allongement du
corps provenant d'une certaine laxité des muscles, du tissu cellulaire et des ligaments arti-
culaires ; le froid et la pâleur occasionnés par
la rétrogradation du sang vers le cœur, et par
le peu qu'en retenaient les capillaires cutanés ;
la lividité par l'accumulation et la stagnation
de ce fluide dans ces mêmes vaisseaux ; la rigidité des membres et du tronc, et la couleur
jaune de la paume des mains et de la plante
des pieds, effets très-ordinaires des affections
nerveuses ; l'affaissement et la mollesse du
globe de l'œil déterminés par une sorte d'épuisement de l'innervation, de vacuité des vais-

seaux ophthalmiques , et par l'évaporation de l'humeur aqueuse qui n'est plus réparée , tous ces signes ont aussi disparu devant les ressources de l'art, ou par les seuls efforts de la nature rendant à chacun des tissus , à chacun des organes, sa vie particulière , et partout rétablissant cet ordre , cette régularité, cette harmonie, qui constituent la santé et font le charme de l'existence : donc la putréfaction serait le seul signe certain de la mort.

Mais distinguons entre la décomposition putride encore sous l'influence de la vie, et celle qui ne laisserait plus d'espoir.

Portal a dit : «La putréfaction est le seul vrai signe de la mort. Des taches livides paraissent sur la peau ; il émane du sujet une odeur fétide cadavéreuse qui lui est propre, et que l'on distingue fort aisément. C'est donc un devoir sacré d'attendre , avant d'ensevelir un corps, qu'il soit réduit à cet état où la mort ne puisse plus être douteuse. Elle peut l'être dans les apoplexies, et surtout dans l'asphyxie occasionnée par le méphitisme , jusqu'à ce qu'il se manifeste un commencement de putréfaction. »

On a répondu que les taches livides de la peau, et la mauvaise odeur, n'étaient point des marques certaines de putréfaction cadavéreuse, et que, surtout en maladie, on pouvait exhaler une odeur très-fétide.

Rien n'est plus vrai, sans contredit, et j'ai moi-même eu l'occasion de m'en convaincre chez deux personnes atteintes du typhus, et dont le corps, tout couvert de taches noirâtres, répandait une odeur infecte. Privées ensuite de sentiment et de mouvement, elles étaient en apparence sorties de la vie, dans laquelle on les a vues rentrer au milieu des soins que je continuai de leur donner.

Puisque l'odeur et les taches que je viens de faire observer peuvent également se rencontrer chez le sujet encore susceptible de guérison et chez celui que la mort a moissonné, cherchons d'autres indices de la putréfaction cadavérique.

On a cru la reconnaître dans un ou plusieurs membres, à la perte desquels les malades ont survécu.

Mais cette sorte de putridité étant accompagnée d'une rénitence salutaire, et bornée par une rougeur inflammatoire qui sépare le mort du vif, il serait impossible de ne pas la prendre toujours pour ce qu'elle est.

Ainsi nous devons chercher encore ailleurs la putréfaction évidemment caractéristique de la mort.

C'est dans les viscères du bas-ventre et dans ses téguments que, selon la plupart des auteurs, se fait en général la première manifestation de cette ruine entière des forces vitales qu'aucune puissance humaine ne saurait plus ranimer.

Alors donc il ne s'agit que de s'assurer de l'état absolument cadavérique.

Or, jamais on ne sera trompé sur la présence réelle de la mort en voyant l'épiderme se rider, se détacher; la peau, de pâle et de grisâtre qu'elle est d'abord, devenir verte, puis noirâtre, se boursoufler, se soulever, se ramollir; et l'odeur d'abord fade et nauséabonde, puis toujours plus insupportable dans la marche toujours croissante de cette putréfaction, servira elle-même à la rendre encore plus certaine.

Pour combattre avec une fermeté inébranlable le conseil prudent de conserver les morts jusqu'à ce que cette décomposition eût lieu, certes il ne fallait au célèbre Louis rien moins que l'entière conviction d'avoir trouvé, dans la flaccidité des yeux, un signe incontestable de la réalité de la mort.

Cependant ce même signe, toujours infaillible, selon lui, a été observé par Desgranges, chez des noyés rappelés à la vie.

Bientôt on verra que Louis ne s'est pas laissé induire en erreur, ainsi que dans ce moment on pourrait le croire.

Je passe à l'examen de la roideur du corps, regardée comme l'un des signes les plus certains de l'extinction du principe vital.

Cette roideur commence par le tronc, puis elle affecte les membres supérieurs, puis les inférieurs, et se dissipe presque toujours dans le même ordre. Elle est plus tardive, plus forte et de plus longue durée chez les sujets robustes morts de maladies très-aiguës, et plus prompte, plus faible, plus courte, chez ceux qui céderaient aux mêmes causes avec une constitution délicate.

La différence établie entre les caractères de

la putréfaction pour enseigner à reconnaître celle qui attaquerait le corps vivant, et à la distinguer d'avec l'autre, se retrouve en quelque façon dans la roideur, que d'abord on peut envisager de deux manières.

En effet, il est une sorte de rigidité souvent dépendante d'une grave affection du système nerveux. Cette rigidité n'étant autre chose que l'état convulsif des muscles, alors durs et inégaux, on aura bien de la peine à tirer de leur position les membres devenus roides, et si l'on y parvient, ils retourneront avec une force et une célérité remarquables au point d'où on les aura fait partir. Pour se montrer, elle n'attend pas que la chaleur naturelle soit dissipée.

Il en est une autre qui paraît aussitôt que le corps se refroidit. Cette roideur tout à fait passive offre le triste spectacle de membres inertes, obéissant aux mouvements de flexion et d'extension qu'on leur fait faire, incapables après ces mouvements de reprendre leur première direction, comme dans la roideur convulsive qui devance la mort illusoire, ou se manifeste en même temps qu'elle.

La roideur passive, au contraire, n'a lieu que

par degrés, après la mort réelle, dont elle est l'effet nécessaire, inévitable.

Maintenant on pourrait croire qu'il fût impossible de se tromper sur la roideur du corps, et cela serait exact, généralement parlant.

Mais la roideur convulsive a quelquefois, dans la syncope occasionnée par une trop vive affection de l'âme, par une saignée trop abondante, etc., tenu la marche de l'autre, et cette dernière s'est montrée dans les membres, le tronc n'étant pas encore, à beaucoup près, dépourvu de chaleur. Ces exceptions exigent, sans contredit, le secours de l'expérience, seule capable de les bien juger.

Enfin la roideur est générale et considérable chez les personnes qui semblent avoir succombé à l'action d'un très-grand froid.

La peau et le tissu cellulaire sous-cutané sont aussi durs que les muscles dans cette espèce, en cela différente de la rigidité spasmodique, où les muscles seuls opposent de la résistance.

La roideur produite par la congélation n'est point un signe de mort.

« Un paysan de la province de Schécrom en

Suède, âgé de soixante ans, s'étant enivré, tombe en revenant chez lui, et ne peut se relever. Le lendemain on le trouve, ses membres sont roides, on le croit mort, et l'on se dispose à l'enterrer.

«M. Nauder, médecin de la province de Gothland, passe en ce moment : il examine le corps, et le trouve froid comme la glace; les jointures ont perdu leur flexibilité, le cœur est sans mouvement, la respiration totalement suspendue. Malgré ces indices de mort, M. Nauder n'abandonne pas ce vieillard; il lui donne ses soins; après quatre heures de frictions non interrompues, la respiration commence à se rétablir faiblement, et l'emploi des divers moyens convenables achève de le rappeler à la vie. »

Parvenue à son plus haut degré, la roideur, effet de la congélation, décèle encore sa cause par le craquement que font entendre des petits glaçons en se brisant sous la main qui les comprime; et, quoique dans ce cas extrême nous dussions juger la chaleur vitale entièrement éteinte, notre devoir serait encore de chercher à la ranimer.

S'il est possible de ne pas confondre la roideur convulsive avec celle qui s'empare du corps après la cessation absolue de tous les phénomènes de la vie, il ne l'est pas moins de reconnaître la flaccidité cadavérique du globe de l'œil.

Le jugement que Louis a porté sur ce signe de la mort a trouvé des censeurs, et surtout un argument, en apparence invincible, dans le témoignage de Desgranges et de Foderé.

Il est donc indispensable d'agiter cette question; et d'abord voici comment elle est traitée dans la 4ᵉ lettre de Louis sur la certitude des signes de la mort.

« La perte du brillant des yeux et la formation de la toile glaireuse ne sont pas des signes certains de la mort ; car on a remarqué que les yeux se ternissent dans plusieurs occasions, et j'ai vu souvent un enduit de matière glaireuse sur la cornée transparente dans certaines maladies des paupières ; mais les yeux des morts sont flasques et mous en fort peu d'heures. Il n'y a aucune maladie, aucune révolution dans le corps humain qui soit capable d'opérer un pareil changement. Ce signe est vraiment caractéristique, et j'ose le donner pour indubitable. Tant que le globe de l'œil conserve sa fermeté naturelle, on ne peut pas prononcer que la personne est morte, quelles que soient les autres marques qui induisent à le penser. La mollesse des yeux dispensera d'attendre la putréfaction abdominale. C'est une observation que j'ai faite pendant plusieurs années sur un très-grand nombre de sujets d'âge et de sexe différents, morts de maladies différentes, et dans toutes les saisons de l'année. »

Pesons bien les paroles de l'illustre auteur, et nous pourrons y reconnaître la certitude du signe dont il s'agit.

Ce signe, en effet, comme il faut le comprendre, et comme Louis évidemment le concevait lui-même, n'est autre chose que la décomposition de l'organe de la vue.

C'est ainsi, et je l'ai publié en 1805, que, plus ou moins de temps avant la fermentation putride des viscères et des parois de l'abdomen, il s'était offert à mes regards, dans l'Hospice général de Rouen, au moins chez deux mille sujets dont aucun n'est revenu à la vie.

Louis avait donc bien raison de le proclamer infaillible, ne l'ayant pas vu se démentir une seule fois, et de lui donner la préférence sur la putréfaction abdominale, puisque, la précédant presque toujours, il avertit plutôt qu'elle de la réalité de la mort, et du besoin d'inhumer incessamment, dans l'intérêt de la santé publique.

Cependant j'ai dit, notamment d'après l'honorable Desgranges, que la flaccidité des yeux avait été remarquée chez des asphyxiés que l'on avait guéris, et maintenant je parais m'étudier à la faire regarder, avec Louis, comme un signe certain de la mort. Cela semble impliquer contradiction; mais, en peu de mots, voici la vérité.

Les yeux des malades supposés morts à la suite d'une hémorrhagie considérable, d'un flux colliquatif, d'une attaque d'apoplexie, de l'asphyxie par submersion, peuvent se ternir, s'amollir, s'affaisser, s'enfoncer dans leur orbite, sans que cela soit l'effet de la décomposition putride, comme l'ont prouvé, en continuant d'exister, les noyés que Desgranges a sauvés, et que je dois croire avoir été tirés de l'eau peu de temps après y être tombés.

L'autre sorte de ramollissement, qui serait la putréfaction elle-même, accélérée déjà par la tendance de l'humeur aqueuse à se décomposer facilement, est donc tout à fait différente, et conforme à l'idée que Louis en a donnée, sans la distinguer de l'autre, comme je le fais aujourd'hui ; mais ce signe pouvant être mal jugé par le plus grand nombre des personnes à la disposition desquelles se trouvent les pauvres mourants, j'exige encore qu'il soit accompagné : 1° de l'inertie des membres tirés de la roideur qui s'était emparée d'eux, et que cette inertie coïncide avec la froideur du corps ; 2° de l'aplatissement de la peau, dans ce cas extrême, dépourvue de sa tonicité ; 3° de l'empâtement de cette enveloppe que l'épanchement d'un fluide séreux rend œdémateuse. Et sur ce point se présente une distinction à faire entre l'œdème succédant à la mort, et dans lequel la peau, cédant au doigt qui la presse, ne peut plus en effacer la trace ; et l'infiltration générale du tissu cellulaire, au milieu de laquelle elle conserve assez de ressort pour revenir, quoique avec lenteur, de l'affaissement qu'elle aurait éprouvé ; 4° enfin, de la couleur jaune ou violacée que la bile ou le sang, extravasés dans les aréoles celluleuses, donnent à toute la peau ou seulement à quelques-unes de ses régions. Et cette extravasation naissant de l'atonie complète des solides, de leur excessive perméabilité, de la dissolution des fluides, n'est-elle pas avec ses causes l'approche ou plutôt déjà même l'existence de la putréfaction ?

Il est donc des signes qui, se prêtant un mutuel appui, pourraient disputer à celui-ci la confiance qu'on lui aurait exclusivement accordée ; car il ne s'agit pas de ces signes faiblement aperçus, mais, au contraire, de chacun d'eux examiné scrupuleusement, puis de tous interprétés comme il faut : et ne sera-t-on pas forcé de conclure qu'entre ces mêmes signes réunis et la putréfaction le nom seul fait la différence ?

Cela prouve que mon opinion se rapporte tout à la fois avec celle des auteurs qui, à l'exemple de Portal, n'admettent pour signe certain de la mort que la putréfaction, et de ceux qui, comme Thierry, dont le dernier ouvrage sur cette matière est encore et sera toujours l'un des meilleurs à consulter, soutiennent que les autres signes, incertains dans les commencements, surtout s'ils sont isolés, acquièrent, par leur union et leur persistance, une entière certitude.

Je ne chercherai point à remplir d'étonnement par des citations d'une inconcevable durée de la mort apparente, mais j'en tire occasion de faire observer que, si longue qu'elle pût être, on deviendrait très-répréhensible et très-gravement punissable d'abandonner la personne réputée morte, avant l'apparition des signes que je viens d'indiquer.

L'espace de vingt-quatre heures, après lequel la loi permet d'inhumer, pourrait donc être bien insuffisant.

En faut-il d'autre preuve que l'enfant rappelé à la vie par les soins de sa tendre mère, après trois jours de mort apparente, selon le rapport du docteur Pineau ? Je la trouve dans milady Roussel, dont la résurrection, après sept jours de léthargie, fut le prix de l'attachement et de la constance de son époux.

C'en est assez pour démontrer le vice de la

loi et le besoin de la plier elle-même à la cause
et au caractère de la maladie.

Ainsi la submersion, la strangulation, les
gaz irrespirables, la dentition, les vers, la suppression d'un exanthème, tous les narcotiques,
surtout l'opium à forte dose, l'ivresse, le froid,
de violentes commotions, certaines émanations, et certains objets désagréables aux sens
de l'odorat et de la vue, la frayeur, la colère,
la tristesse, la joie, peuvent occasionner l'asphyxie, l'apoplexie, l'hystérie, la syncope, la
catalepsie, l'extase, et ces mêmes effets longtemps simuler l'absence éternelle de la vitalité,
et, bien au delà du terme prescrit par la loi,
céder à la bonne administration des secours,
à leur persévérance : donc, en pareil cas, il
n'est point de précautions que l'on ne fût
obligé de prendre pour éloigner la mort, ou
se convaincre de son existence, avant de livrer
le sujet à sa dernière demeure.

La mort paraît-elle avoir mis un terme à
l'une de ces maladies dans lesquelles on dé-
périt, on s'éteint peu à peu, à quelque inflammation très-rapide et très-aiguë du cerveau,
du poumon, du cœur, de l'estomac, bientôt

eux-mêmes épuisés par son activité, par sa violence; enfin à l'une de ces fièvres dites putride, maligne, rubéoleuse, varioleuse, scarlatine, miliaire, etc., elle tardera moins à se montrer dans toute sa réalité, que pour l'ordinaire elle ne le fait dans toutes les névroses.

Cependant on a vu des exceptions à cette règle, et tous les moments dont elles permettent de disposer non-seulement obligeraient d'attendre que la mort fût absolue, fût certaine, mais encore pourront servir à sauver l'individu qui, sur le bord du tombeau, semble plus que jamais réclamer notre sollicitude.

Le soin que, pour concilier la sûreté des morts avec celle des vivants, on a pris de fixer pour l'inhumation divers espaces de temps, relativement à l'espèce de maladie en apparence devenue mortelle, à l'âge, à l'embonpoint du sujet, à la différence des saisons, etc., n'a pas toujours été d'accord avec l'expérience.

Il n'en sera jamais de même si, pour conserver aux premiers ce qui peut leur rester de vie, on essaye de tous les moyens propres à les ranimer, sans avoir égard au nombre de jours que devront employer toutes ces tentatives, et si, convaincu de leur inutilité par tous les indices que nous avons signalés, on s'empresse d'éloigner des vivants les miasmes putrides, en cédant à la terre le corps qui bientôt les exhalerait avec une effroyable profusion.

Au nombre des moyens de reconnaître la cessation seulement apparente de la vie, ou son extinction totale, sont diverses expériences dont l'inefficacité ne devra jamais être jugée suffisante pour autoriser l'inhumation.

Si donc, approchés de la bouche et des narines, un miroir, une lame d'acier, ou tout autre corps uni et luisant, conservent tout leur éclat; si, présentés à ces mêmes ouvertures, la flamme d'une bougie ou quelque brin de paille, de coton, de laine cardée, restent entièrement immobiles; si, le malade étant couché sur le côté, l'eau contenue dans un verre posé un peu au-dessus du creux de l'estomac, sur l'extrémité antérieure du cartilage de l'avant-dernière côte, ne paraît éprouver aucune agitation; si, la tête et le tronc étant un peu plus élevés, l'insufflation pulmonaire

faite avec la bouche, ou avec un soufflet ordinaire habilement dirigé, n'excite pas la plus
légère élévation de la poitrine ; si le pouls ne
se fait plus sentir à la tempe, au pli du bras,
à l'aine, enfin sur le trajet d'aucune artère ; et
si, le corps étant soutenu, tantôt sur un côté,
tantôt sur l'autre, le cœur ausculté avec la plus
grande attention ne révèle pas le moindre fré-
missement ; si, prononcés à très-haute voix et
à plusieurs reprises, le nom du malade, celui
des personnes et des choses qu'il aura le plus
aimées, semblent vainement retentir à ses
oreilles ; s'il demeure insensible à l'action du
fort vinaigre et de l'alcali volatil sur la membrane muqueuse des fosses nasales, aux frictions sur toutes les parties du corps avec des
brosses rudes, avec des orties, aux sinapismes,
aux vésicatoires, aux ventouses scarifiées, à
la dissolution du tartre émétique introduite
dans l'estomac à l'aide d'une sonde creuse et
flexible, aux lavements de tabac, etc., secours
dont aucun ne serait à négliger : gardons-nous
bien d'en tirer la conséquence qu'il n'y a plus
de ressource, et d'abandonner le malade comme
évidemment mort, puisque, en apparence in-

sensible à l'action du feu, il pourrait encore
exister.

L'observation suivante ne laisse nul doute à
cet égard.

« M. B..., habitant de Poitiers, tomba tout à
coup dans un état qui ressemblait à la mort. On
employa sans relâche toutes sortes de moyens
pour le rappeler à la vie. On lui disloqua, à
force de les tirailler, les deux petits doigts des
mains, et on lui brûla la plante des pieds; mais
tout cela n'ayant paru faire sur lui aucune
impression, on le crut décidément mort, et
l'on fit des dispositions pour l'enterrer. Comme
on allait le mettre dans le cercueil, quelqu'un
conseilla de le saigner aux deux bras et aux
deux pieds tout à la fois, ce qui fut exécuté
sur-le-champ, et avec tant de succès, que le
prétendu mort revint de sa léthargie, au grand
étonnement de tout le monde, et se rétablit si
bien, qu'il a vécu plus de trente ans après cet
accident. Lorsque la connaissance lui fut revenue, il assura qu'il avait entendu très-distinctement tout ce que l'on avait dit, et que
toute sa crainte était qu'on ne l'enterrât vivant. »

Deux expériences bien cruelles dans cette observation partagent le sort de toutes les autres contre cette inexplicable insensibilité, en même temps que l'ouïe, de tous les sens le dernier peut-être qui perde son action, la conservait tout entière, et que l'âme jouissait encore de toutes ses facultés.

Ne voit-on pas ce qu'il faut penser de la persuasion où bien des gens sont encore aujourd'hui, que le moyen le plus sûr de ne pas être enterré vivant serait d'ordonner, dans l'acte de ses dernières volontés, que l'on ne fût mis dans le cercueil qu'après avoir été scarifié, mutilé, eu la paume des mains, la plante des pieds brûlées avec de l'eau, de l'huile bouillantes, ou avec un fer chaud?

Mais, dira-t-on, si l'avidité n'avait pas été s'exercer jusque dans l'asile sacré de la mort, telle personne à laquelle on a coupé le doigt pour voler une bague que l'on y avait laissée aurait succombé aux plus horribles tourments.

Cette observation, favorable en apparence aux incisions, aux mutilations que l'on voudrait pratiquer pour constater la perte du sujet, n'est que spécieuse; mais elle a le mérite d'enseigner à ne jamais hâter la sépulture dans tous les cas semblables à celui où l'on voit qu'elle a été trop précipitée.

Mon raisonnement est fondé sur un certain nombre d'exemples, dans lesquels ces moyens extrêmes et la cautérisation elle-même n'ont pu faire cesser cette suspension momentanée de l'action vitale, qui longtemps après a reparu spontanément, et prouvé toute leur nullité.

On devra donc très-scrupuleusement s'en abstenir, puisqu'ils ne conduiraient pas au but, et qu'ils tendraient encore, si le malade recouvrait l'existence, à la lui rendre bien déplorable.

Il n'en est pas ainsi de quelques autres, qui, sans entraîner le moindre inconvénient, pourraient agir avec le plus grand succès.

« Un médecin, voyant qu'un homme réputé mort avait les membres flexibles, ordonna de lui frotter la plante des pieds avec une toile de crin trempée dans de l'eau tenant en dissolution une forte dose de sel marin. Après trois quarts d'heure de frictions, le mort supposé reprit ses sens. »

« Chez un autre malade, ayant aussi en apparence cessé de vivre, et présentant la même flexibilité, un aussi prompt réveil est résulté de coups de verge appliqués également à la face inférieure des pieds. »

C'est encore à cause de cette souplesse remarquée chez la femme Dumont, que Rigaudeaux défendit d'ensevelir cette femme, qu'il a sauvée deux fois en faisant revivre son enfant, comme elle tenu pour mort.

Ainsi la flexibilité des membres devra toujours être interprétée favorablement, sauf le cas où, devenus roides après la mort réelle, ils seraient ramenés à l'état de mollesse par la putréfaction cadavérique.

« Parmi les personnes ressuscitées miraculeusement, je citerai madame R..., épouse d'un commerçant de Rouen. Après trois jours de mort apparente, et lorsqu'on la portait en terre, son mari arrive, fait rentrer le cercueil, ordonne qu'il soit ouvert, que l'on remette sa femme au lit, et bientôt, par l'action irritante des ventouses scarifiées, elle est rendue à toute sa tendresse. »

Les exemples qui suivent paraîtront de nature à justifier l'emploi des piqûres les plus profondes, et des secousses les plus violentes.

« Une aiguille accidentellement enfoncée dans l'un des genoux d'un homme déclaré mort, réveille ses sens, et bientôt il recouvre la santé. »

« Une secousse extraordinaire, occasionnée par la chute d'un cercueil échappé des mains des porteurs à l'instant même où ils allaient le placer dans la fosse, fait revenir à lui le prétendu mort, qui, peu de jours après, se montre entièrement rétabli. »

Certes, on ne peut qu'applaudir à ces heureux effets du hasard, mais en même temps il ne faut pas oublier que l'on ne saurait avoir un plus mauvais guide; que d'ailleurs une excitation trop vive pourrait devenir mortelle autant de fois que la vie, près de s'éteindre, aurait besoin d'être insensiblement ranimée, et que cette excitation doit être proscrite à tous égards, son impuissance, je le répète, ne prouvant rien contre toutes les fausses apparences de la mort.

L'action très-énergique du vésicatoire sur le système nerveux ne pourrait donc s'appliquer

sans danger aux sujets trop irritables. Néanmoins on devra céder aux circonstances, et
surtout dans les affections soporeuses, l'employer à tirer de leur engourdissement toutes
les puissances de la vie.

Le sommeil léthargique a quelquefois été si
profond, que l'effet souverainement irritant
du vésicatoire n'a pu se manifester par la rougeur, la tension, la douleur, la tuméfaction
vésiculaire, que plusieurs jours après l'application, et que même il ne s'est produit en aucune manière; mais, encore une fois, ce ne
serait pas une raison de cesser d'espérer.

Maintenant, examinons si le galvanisme serait un plus sûr garant de la vie ou de la mort.

Nysten a dit : «Je suppose que le corps sur
la mort duquel on aurait des doutes fût froid
et mou, il existerait un moyen de reconnaître
si la mort n'est qu'apparente, ou si elle est
réelle. Il suffirait de mettre à découvert une
portion d'un muscle locomoteur superficiel, et
de la soumettre à l'appareil galvanique de
Volta. Si elle était insensible à cet agent, on
serait autorisé à prononcer que la vie est
éteinte. »

Ce langage a été tenu plus affirmativement encore par un autre médecin également très-distingué.

Cependant Foderé, digne aussi d'une grande confiance, est loin de croire à l'infaillibilité de l'épreuve galvanique, qui constate, selon lui, la présence d'un reste d'irritabilité, et rien de plus.

Il ajoute : « Les décapités, et autres sujets qui ont péri de mort violente, quelle qu'elle soit, donnent de grands signes de contractilité musculaire, quoiqu'ils ne puissent être rendus à la vie, et il serait possible qu'un individu faible tombé en syncope ne donnât aucune marque d'existence, quoiqu'il pût d'ailleurs être rappelé parmi les vivants. »

Ainsi l'indifférence des organes au stimulus galvanique ne saurait encore faire excuser l'abandon du malade et de tous les autres moyens de le ranimer.

Je lis dans l'intéressant mémoire du docteur Bourgeois, sur le danger d'être enterré vivant, et sur les moyens de constater la mort, que la piqûre du cœur à l'aide d'aiguilles par lesquelles on ferait passer des courants galvaniques rapides et incessants, doit être regardée comme une véritable et infaillible pierre de touche de la vie.

Mais n'a-t-on rien à redouter de cette piqûre? Jugeons-en par ces paroles de Béclard : « Quoique les piqûres les plus profondes, et celles mêmes qui intéressent les viscères, ne produisent pas toujours des accidents, cependant elles en déterminent quelquefois d'assez graves, et même la mort. »

Je sais que l'on peut m'opposer d'autres autorités non moins respectables ; mais s'il est vrai que le cœur, frappé de la plus grande insensibilité, dût ne pas en sortir, malgré toute la puissance attribuée à l'électro-puncture, à quoi bon cette expérience, qui laisse des doutes sur son innocuité?

Encore une fois, le silence opiniâtre des organes excités de toutes les manières dans l'état léthargique ne prouve rien.

M. B..., avant d'être rappelé à la vie par une abondante saignée, n'avait-il pas subi l'épreuve du feu avec l'impassibilité de la mort?

Dans la crainte que l'on n'ait pas fait assez d'attention, ou que l'on ne veuille pas croire au bon effet que, dans l'état de mort apparente, il serait possible d'opérer sur le malade, en l'appelant plusieurs fois par son nom, en prononçant très-distinctement celui du plus cher objet de ses affections, et des choses que l'on saurait lui avoir été le plus agréables, je vais rapporter ce que dit à cet égard le docteur Mahon, à la suite de l'observation mémorable de lady Roussel.

« Les stimulants moraux peuvent être quelquefois plus actifs que les stimulants physiques les plus énergiques ; et ceci m'est une occasion de citer le trait de ce mathématicien qui, dans un état d'affection soporeuse, était insensible à tout, et ne fut réveillé que par l'interpellation que lui fit un de ses amis, de lui dire quel était le carré de 12 : le malade aussitôt répondit : « 144. »

« De même, M. C... était attaqué d'une maladie soporeuse dans laquelle il ne donnait aucun signe de sensibilité. On avait inutilement essayé d'un grand nombre de moyens, lorsque quelqu'un qui le connaissait pour un grand joueur de piquet, s'avisa de lui crier ces mots : Quinte, quatorze, et le point. Le malade en fut tellement frappé, qu'à l'instant même il sortit de sa léthargie.

«De combien d'autres événements semblables les fastes de la médecine ne sont-ils pas remplis? Qui ne sait que des amants ont repris leurs sens presque éteints à la voix de l'objet aimé, que des guerriers ont été rappelés à la vie par le son du tambour?»

Ce miracle s'est fait encore chez des sujets passionnés pour la musique qui les a, pour ainsi dire, arrachés du séjour des morts.

En doutera-t-on, si l'on considère à quel point cet art divin exerce sur nous son empire, l'impression magique qu'il produit sur nos sens, le ravissement auquel, avec lui, notre âme s'abandonne, le doux ébranlement, le mouvement léger qu'il excite dans toutes les fibres, dans tous les organes qu'elles composent, dans tous les fluides qui en entretiennent la souplesse et la vie qu'il fait sortir de sa retraite la plus obscure, pour l'obliger à reparaître dans toutes les parties du corps?

De tout ce qui précède il résulte: 1° que la mort est toujours réelle; 2° qu'elle offre plusieurs signes caractéristiques de sa présence;

3° que ces signes sont loin de ressembler à ceux qui l'ont fait supposer et dire apparente; 4° que ce dernier état de choses, jugé trop légèrement, a donné lieu aux méprises les plus funestes, et coûté la vie à des infortunés dont le nombre est incalculable, et dont les tourments furent indicibles; enfin que, désormais exposer son semblable à périr aussi déplorablement, serait un crime d'autant plus impardonnable, que, de toute manière, on peut éviter de le commettre.

Mais j'aime à croire que les détails dans lesquels je suis entré, que les distinctions que j'ai faites, aideront à secourir utilement les malades réputés morts, et que, quels que soient leur âge et la maladie à laquelle ils paraîtront avoir succombé, il n'est rien que l'on ne fasse pour les replacer au nombre des vivants.

Faut-il encore offrir des modèles en ce genre? Je dirai: Voyez ce bon fils accourir auprès de son père dont on vient de lui annoncer la mort, le tirer du cercueil qui le dérobait à ses embrassements, faire tous ses efforts pour le sauver, et ne pas se posséder de joie de lui avoir, en quelque sorte, donné l'existence à son tour!

Je dirai : Contemplez cet ami dont la douleur est muette, et dont les yeux, fixés sur le corps de son ami, semblent redemander quelques mouvements à ce corps qui, vainement excité, est enseveli pour la seconde fois, et sa promptitude à le délivrer du linceul qu'il voit s'humecter sur sa bouche, et son doux espoir de le ranimer, ses soins empressés, leur efficacité, son bonheur inexprimable!

Disputons à la piété filiale, à l'amitié, leur triomphe, par le sentiment généreux qui porte à faire le bien, et nous promet à nous-mêmes tout le succès qui leur était réservé. Qu'aucune considération ne nous empêche de chercher à savoir ce qui peut rester de force vitale chez la personne réputée morte; soyons indifférents aux réflexions indiscrètes que l'on oserait faire sur notre zèle, et n'écoutons que la voix de l'humanité.

« Une religieuse, après quelques jours de maladie, tombe dans un état si fâcheux que, la supposant morte, on l'ensevelit, on la met sur la paille, on se dispose à l'enterrer, lorsque son médecin arrive de la campagne où il avait été voir quelques malades. Il la fait remettre au lit, s'empresse autour d'elle, et, quoique, assez étrangement, on parût douter du succès de tant de soins, il a le bonheur de la rappeler à la vie. »

C'est une habitude, malheureusement très-ancienne, que c'elle d'envelopper d'un drap le malade supposé avoir rendu le dernier soupir, pourtant quelquefois suivi de plus d'un autre, comme assez récemment j'en ai moi-même été témoin, et de l'étendre sur la paille, sur une table, et même sur la terre; mais d'abord on le prive de l'air qu'il a besoin de respirer, puis on le glace, et l'on rend sa perte certaine, de douteuse encore qu'elle pouvait être.

Je signale à l'autorité cet abus aussi absurde qu'il est dangereux, afin que, par elle, il soit détruit pour jamais.

Je dois également combattre la crainte où l'on est encore que la justice ne punît d'avoir osé, sans autorisation, exhumer l'infortuné dont les cris plaintifs attestaient l'existence.

C'est offenser la loi que de la supposer injuste. Loin donc de sévir, elle serait la première à bénir la main libératrice, et croirait ne pouvoir assez récompenser une si bonne action.

J'ai parlé de l'âge et de la maladie des personnes mortes en apparence, l'un et l'autre pouvant porter à la négligence, au découragement ; mais on va voir que le grand nombre d'années n'est pas un obstacle au retour même spontané de la vie.

« M. G..., curé de Langrate, âgé de cent et un ans, s'endort d'un sommeil qui avait toutes les apparences de la mort. Tandis que l'on s'occupait à l'ensevelir, il se réveille et demande à manger. »

Cette observation prouve assez que le grand âge du sujet serait une bien mauvaise raison d'insouciance à son égard. Donnons-lui donc plutôt les soins empressés qu'il doit attendre de nous.

Parmi les maladies, il en est de si redoutables que, pour s'y soustraire, on se hâte de faire inhumer les malheureux qu'elles semblent avoir frappés à mort.

Nous allons voir cette précipitation condamnée par un exemple de résurrection au milieu de toutes les horreurs du trépas.

« Une dame, atteinte de la peste, fut jugée morte, et enterrée dans une grande fosse. Lorsque l'on vint y déposer d'autres corps, on la trouva vivante ; elle fut reportée chez elle, et l'on parvint à la guérir. »

D'autres preuves devenant inutiles, j'en épargnerai le récit à la sensibilité de mes lecteurs.

Le temps sera mieux employé sans doute à proposer les secours dus à tout individu supposé mort, et que l'humanité nous impose à tous l'obligation de lui prodiguer.

Mais, avant tout, voici ce qu'il faut faire pour le disposer à les recevoir, et à profiter de toute leur efficacité.

Laissons-le dans son lit : cette précaution est indispensable au maintien de la chaleur dont il serait encore pourvu ; tenons-le couché sur le dos, la tête un peu élevée sur l'oreiller, cette situation étant la plus favorable à la circulation ; que sa figure soit découverte, afin que l'air puisse exercer sur elle son action révivifiante, et pour être interrogée jusqu'au dernier moment sur l'existence présumée du principe de la vie ; ne lui fermons pas les yeux, la lumière est excitante ; laissons-lui les narines et la bouche ouvertes pour le passage de l'air et pour introduire par ces deux voies des remèdes relatifs à la cause et aux effets de sa maladie ; que l'issue des déjections alvines reste également libre, le retour de la vie étant résulté d'évacuations critiques auxquelles on ne s'attendait plus ; ayons soin que rien autour du cou ne puisse gêner le cours du sang, par conséquent diminuer encore, ou tout à fait arrêter les mouvements déjà trop imperceptibles du cœur ; évitons que ceux de la respiration, non moins obscurs, ne le deviennent encore plus, et ne soient enfin supprimés par quelque compression de la poitrine et du ventre ; enfin, au lieu de mettre ses membres dans la plus grande extension possible, comme cela se pratique encore tous les jours, laissons-les un peu fléchis, cette attitude étant plus commode, plus longtemps supportable, celle, en un mot, qu'ils prennent eux-mêmes dans l'état naturel.

Maintenant, excitons la sensibilité particulière du cerveau, puisque, par elle seule, le corps, en apparence inanimé, pourrait tout à coup sortir de son engourdissement ; excitons-la donc avec les alcools distillés de romarin, de mélisse, dits eau de la reine de Hongrie, eau des Carmes ; avec le vinaigre simple ou radical, etc., introduits dans les fosses nasales à l'aide de petits rouleaux de papier, de linge, etc., ou seulement exposés sous les narines ; appliquons-les encore au palais, au gosier, au globe de l'œil, au conduit auditif externe ; aspergeons d'eau froide le visage, s'il est encore chaud ; ce dernier moyen est lui-même un très-bon stimulant.

Cherchons, par des sinapismes et autres applications également irritantes, et par le chatouillement à la plante des pieds, par des frictions faites, notamment aux tempes, autour du cou, sur les régions de l'estomac et du cœur, avec des linges, des étoffes de laine chauds et secs d'abord, puis imbibés d'un mélange d'eau et de vin, d'eau et de vinaigre chauds, à réveiller la sensibilité générale, et à rappeler vers la peau cette chaleur naturelle que, pour l'ordinaire, elle a perdue dans la syncope, dans l'apoplexie séreuse, etc.

Administrons au malade, sans le déplacer, des lavements simples ou composés: les premiers ont suffi pour déterminer une évacuation abondante au milieu de laquelle un léthargique, depuis deux jours tenu pour mort, a recouvré l'usage de ses sens.

Essayons de faire passer dans l'estomac, si nous le supposons encore frappé de spasme, après une forte excitation physique ou morale, une infusion de sauge, de mélisse, de menthe, édulcorée avec le sirop de fleurs d'oranger; ou dans une asthénie complète, à la suite d'affections débilitantes, quelque peu d'un bon vin vieux, d'élixir de Garus, de la préparation végétale dite eau des Jacobins; enfin sous le poids de fluides surabondants ou dégénérés, une faible dissolution de tartre émétique, elle-même administrée avec la plus grande réserve.

Cherchons encore, au milieu de toutes ces tentatives, à rétablir la respiration en soufflant de l'air dans le poumon doucement pour ne porter aucune atteinte à cet organe dont la texture est si délicate. Cette insufflation étant l'un des meilleurs remèdes que l'on puisse appliquer à l'état de mort apparente, et le premier de tous sans contredit contre l'asphyxie et la syncope, je propose encore d'y recourir, d'après le témoignage des plus grands maîtres, et d'ailleurs ne doutant pas que l'air, malgré les difficultés qu'il pourrait trouver à parvenir jusqu'au poumon, ne finît par l'atteindre et le revivifier.

Dans tous nos soins, montrons-nous attentifs à les rendre efficaces. Épions leur effet avec toute la sollicitude de cet excellent fils, de ce rare ami que nous venons d'admirer ; cherchons-le sur toute la surface du prétendu mort, où, comme l'a dit encore Foderé, la puissance vitale, retranchée dans ses derniers recoins, répand quelque chose de moins sombre que les horreurs du trépas.

Gardons-nous d'oublier que le malade peut nous entendre, que même il entend tout ce que nous disons, qu'il est présent à tout ce que nous faisons pour sa conservation, et qu'un propos inconsidéré, un mouvement d'impatience, et le moindre découragement, le plongeraient dans une anxiété qui causerait sa perte.

Étudions-nous à soutenir, par notre langage affectueux, les efforts qu'il pourrait faire pour nous révéler son existence; aidons-lui, par notre persévérance, à briser le lien qui semblait l'attacher à la mort.

S'il est, au contraire, devenu sa victime, cette odeur, naturellement aigre chez l'enfant, très-forte et dite indéfinissable chez l'homme adulte, douceâtre chez la femme, et cette flexibilité des membres, feront place à la roideur, à la décomposition, à la lividité, à la fétidité cadavériques.

Après m'être placé entre la vie et la mort, les avoir fait reconnaître l'une et l'autre par leurs propres signes, avoir indiqué les moyens de faire sortir la première victorieuse de la lutte qu'elle avait à soutenir contre l'autre, sans doute, je paraitrai toucher le but auquel je désirais atteindre.

Pour cela, cependant, il me reste encore une chose très-importante à faire.

Quoique j'aie traité avec le plus grand soin tous les points de ce chapitre, il en est un sur lequel je dois revenir.

Par exemple, on a pu s'étayer de la loi pour inhumer un malade supposé mort, et qui, pendant vingt-quatre heures, n'avait donné aucun signe de vie : car si, d'une part, la loi défend de disposer de lui avant l'expiration d'un jour entier; de l'autre, elle autorise, après ce laps de temps, la sépulture.

Or, je le demande, la seule règle pour ne pas se tromper sur le besoin de l'inhumation n'est-elle pas dans les signes qui l'indiquent spécialement; et jusqu'à ce que ces signes se manifestent, la personne que l'on croirait avoir cessé de vivre devra-t-elle aussitôt être déclarée morte, et traitée comme si elle l'était réellement?

Deux observations vont répondre à cette double question.

La première est extraite d'un très-bon rapport fait à l'Académie de Rouen par le docteur Vingtrinier, dont je me plais à reconnaître ici le zèle pour la science et pour l'humanité;

La seconde est tirée d'un éloge funèbre, dans lequel le docteur Caraut s'est montré bien digne de son sujet.

« Un enfant mis en nourrice assez loin de

Rouen, tombe en syncope à la suite de fortes convulsions. Sa nourrice le croit mort et l'ensevelit; mais craignant qu'il n'arrivât malheur à la mère, si elle ne donnait pas au pauvre petit son dernier adieu, elle lui écrivit de venir. La lettre est retardée d'un jour. Pendant ce délai l'enfant ressuscite. Lorsque sa mère arrive, elle le voit lui sourire, et sa joie est au moins égale à sa surprise. »

« M..., savant botaniste, homme excellent, déjà quelques minutes avant d'expirer, paraît mort aux yeux de sa garde, qui s'apprête à lui couvrir le visage : « Un moment, lui dit-il, il n'est pas temps encore ; cela peut durer plus que vous ne pensez. »

Quelles leçons !... Il est donc nécessaire que la loi fasse respecter la vie de l'homme jusqu'à son dernier souffle ; et puisqu'une loi doit être faite à ce sujet, je suppose qu'elle s'explique ainsi :

« Nul ne sera enseveli, déposé dans le cercueil, inhumé, avant l'apparition des signes caractéristiques de la mort;

« Dans cet espace de temps, quelle qu'en soit la durée, le mort supposé restera sous la tutelle et sous la responsabilité de sa famille, de sa garde et du médecin qui l'aura traité, tous les secours possibles devant encore par eux lui être administrés;

« Aussitôt que le médecin aura reconnu la mort véritable, il en exposera clairement tous les traits dans un bulletin sur papier libre;

« Ce bulletin sera remis à l'officier de l'état civil, qui, de suite, ira s'assurer du décès, et permettra l'ensevelissement et l'inhumation, alors devenus indispensables, devenus légitimes. »

Cette loi concilierait tous les intérêts : intérêt général, qu'il importe à chacun de nous de soutenir; intérêt d'humanité, de justice et d'honneur, qu'on ne saurait trahir impunément.

Si les précautions que j'ai prises pour empêcher que l'on ne soit enterré vivant produisent tout leur effet, au lieu de voir, en frémissant d'horreur, des malades qui ne seraient morts qu'en apparence, se réveillant de leur assoupissement léthargique, repousser ou saisir l'instrument homicide, déchirer leur suaire, ouvrir avec fracas leur cercueil, se lever et sortir du tombeau, ou de les entendre s'y agiter, et d'une voix lamentable implorer le plus prompt secours, on ne parlera que de résurrections opérées par tous les soins que nous nous devons les uns aux autres, et mes vœux enfin seront exaucés.

Il me serait facile de donner à ce chapitre une plus grande étendue, 1° en rappelant les coutumes, les cérémonies et les règles observées chez tous les peuples à l'égard des morts; 2° en évoquant, pour ainsi dire, par le récit d'inhumations précipitées, les mânes d'une infinité de malheureux étouffés dans le sein de la terre; mais cette répétition, d'ailleurs oiseuse, ne pouvant que détourner de l'objet principal l'attention du lecteur, je dois m'en abstenir.

Je pourrais également passer sous silence les maisons mortuaires que l'on a proposé d'établir en France, comme il en existe en Allemagne, et la désignation officielle de médecins vérificateurs des décès, jugeant inutiles ces institutions après la mesure que je viens d'indiquer; mais l'intention toute bienfaisante qui leur donna naissance m'oblige à chercher si réellement elles sont capables de la remplir.

Et d'abord, sans compter la perte d'un temps précieux, le déplacement des malades du lit dans lequel ils seraient en état de mort, leur translation jusqu'à l'endroit destiné à les recevoir, pourront-ils s'opérer sans secousses, malgré tout le soin que l'on apporterait à les éviter? puis encore, quelque précaution que l'on prît pour les défendre de l'impression d'un air trop humide, trop froid ou trop chaud, empêchera-t-on qu'ils ne l'éprouvent? et cette impression et ces mouvements n'auront-ils pas éteint la dernière étincelle que vainement alors on s'efforcerait de ranimer?

Ensuite, n'est-il pas vrai que le mort supposé sera toujours plus en sûreté dans sa propre demeure, pouvant y recevoir aussitôt, et à l'abri de tout inconvénient, l'assistance du médecin, qui, l'ayant traité de sa maladie, devra mieux que tout autre choisir les moyens de le rappeler à la vie?

Certes, je redoute autant que qui que ce soit l'aspect de la mort; mais si, pour l'éviter, il m'arrivait de ne plus revoir mon pauvre malade, sous le prétexte qu'informé de son décès par la famille, ma tâche est finie, une voix intérieure me crierait : « Est-ce là ta mission? est-ce là ton devoir? l'exercice de ton art est-il autre chose qu'une lutte perpétuelle contre l'implacable ennemie du genre humain? N'as-tu pas juré d'être sans cesse armé pour la combattre? et tu fuis quand tu pourrais, en lui arrachant la victime qu'elle a feint de saisir, remporter sur elle la plus belle et la plus douce victoire! »

Mais on a dit que, par excès d'attachement pour son malade, et cédant à la douleur d'apprendre qu'il vient d'expirer, tel médecin pourrait n'avoir pas la force de le revoir : eh bien! qu'en résultera-t-il?

Ainsi délaissé, le malheureux pourra revivre sous la tombe, et cette affection si vive qui devait servir à le sauver aura causé son supplice et sa perte.

Ah! loin de moi la pensée qu'un seul d'entre nous oublie qu'il répond à sa conscience de ce qui lui reste à faire, en cas de mort apparente, pour rallumer le flambeau de la vie, ou pour s'assurer qu'il n'y a plus d'espoir!

Personne au monde, et je ne saurais assez

le répéter, n'est exempt des fausses apparences de la mort, et ne pourrait dire encore
aujourd'hui : « Je ne me réveillerai pas dans
mon tombeau, je n'y succomberai point aux
plus horribles tourments. »

Comment donc expliquer cette douce sensibilité, cette extrême tendresse dont le malade
aurait été l'objet ?

Quand à peine il paraît avoir expiré, de-
vraient-elles aussi paraître s'éteindre avec
lui ?

Mais, admettons que l'on s'appliquât de
toutes les manières à le ressusciter, notre légis-
lation actuelle permettant d'inhumer vingt-
quatre heures après le décès, aura-t-on toujours le courage de prolonger au delà de ce
terme des investigations mal appréciées par
les uns, et par les autres tournées en ridicule ?

Si pourtant, comme l'atteste un trop grand
nombre d'exemples, on pouvait encore exister
bien des jours sous le voile factice du trépas,
quel sentiment pénible s'attache à l'idée de
cette exécution de la loi, longtemps avant la
mort véritable ! Puisse enfin l'autorité supé-

rieure abolir cette loi si défectueuse, si funeste !

Je ne trouve pas d'objection solide au vœu que je viens d'émettre, car si le délai de vingt-quatre heures est plus long qu'il ne faut à la suite d'un grand nombre de décès, bientôt évidemment confirmés par la putréfaction elle-même, la loi, et je ne me lasserai pas de le redire, la loi n'en sera pas moins meurtrière pour les personnes supposées mortes, et mises en terre encore vivantes, après le terme qu'elle prescrit.

La coutume établie chez les Romains, de garder les morts au delà de sept jours, n'a pas été plus favorable à quelques-uns d'entre eux qui ne l'étaient qu'en apparence. Placés sur le bûcher pour recevoir la sépulture, ils y ont, au milieu des flammes, retrouvé et perdu la vie.

D'après cela, croira-t-on que l'on doive s'en rapporter au temps, à lui seul du moins, sur la nécessité d'inhumer ?

J'ai donc bien raison de réclamer, en faveur du malade réputé mort, les derniers soins de son médecin, et, s'ils sont infructueux, le jugement qu'il doit porter sur la présence réelle de la mort.

Comme il n'est rien de juste que certaines gens n'osent critiquer, ceux-là supposeront de la part du médecin la presqu'impossibilité de partager son temps entre le malade qu'en apparence il vient de perdre, et ceux qu'il peut encore espérer de guérir.

Mais tous les instants se comptent quand on sait les mettre à profit, et l'usage qu'il ferait de quelques-uns d'entre eux auprès du mort supposé pourrait ne pas être moins utile que ne seraient les autres à des malades menacés eux aussi de périr.

Au reste, on a toujours grand tort de manquer à ses devoirs, surtout au devoir sacré qui rappelle au secours de la personne inanimée, et qu'il faut encore et toujours essayer de rendre à la vie.

Si, contre mon attente, ni la sensibilité qui doit frapper au cœur de tous les hommes, ni la crainte d'un supplice impossible à décrire, ne nous font pas éloigner de nous et de nos semblables le sort affreux qui, dans l'état actuel des choses, peut nous arriver à tous in-

distinctement ; du moins, usons de notre dernière ressource, en invoquant l'antique et précieuse habitude de laisser aux morts la figure
découverte.

Par elle, nous pourrions revenir spontanément à la vie ; puis, n'est-ce rien que de rester
exposé à tous les regards depuis l'instant de
la mort apparente jusqu'à celui de la sépulture ?

On sait qu'Asclépiade dut à l'usage dont il
s'agit l'occasion de reconnaître et d'affirmer
qu'un homme auquel on rendait les honneurs
funèbres, et que le hasard lui fit rencontrer,
n'était pas mort, et que cet homme, reporté
chez lui et traité convenablement, fut bientôt
rétabli.

Il serait aussi de la plus grande importance,
sans contredit, que l'on nous observât, même
après nous avoir descendus dans la tombe, et
ce qui prouve à quel point certaines personnes
ont jugé nécessaire cette inspection, c'est la
durée que, selon le témoignage du docteur
Marc, elles proposaient de lui donner en ne
comblant les fosses qu'après quelque temps,
en les couvrant d'une petite toiture mobile,

en faisant au cercueil une ouverture par laquelle on pût apercevoir ce qui se passerait dans l'intérieur.

D'autres, effrayées de l'image de la mort, ont conseillé de recouvrir d'une gaze ou d'une toile noire la bière ouverte; mais ne voit-on pas que si la répugnance des vivants devait gagner à cela quelque chose, le prétendu mort pourrait tout y perdre, la respiration, éteinte en apparence, ayant à surmonter un nouvel obstacle peut-être alors invincible pour elle?

Mais pourquoi suis-je entré dans tous ces détails, le moyen auquel je propose de recourir pour la sûreté des morts devant nécessairement rendre inutiles tous les autres?

En effet, si le médecin, informé du décès de son malade, s'empresse d'aller auprès de lui pour le faire assister, et l'assister lui-même de tout son pouvoir; si, après s'en être éloigné pour accomplir d'autres devoirs, il revient et redouble ses soins, la mort n'ayant pas cessé d'être incertaine; si, toujours plein de zèle, il continue d'interroger la vie, jusqu'à ce qu'enfin il reconnaisse, aux signes que nous avons indiqués, qu'elle ne peut lui répondre.

n'est-il pas évident que désormais le malheur d'être enterré vivant ne saurait arriver?

Pour cela, cependant, il faut encore que la loi sous l'empire de laquelle ce malheur si redoutable s'est renouvelé tant de fois disparaisse, et, comme on ne peut en aucune manière préciser le temps où la mort ne serait plus douteuse, nécessairement nos législateurs ordonneront que les derniers devoirs ne soient, à toute personne supposée morte, rendus que sur l'avis du médecin qui l'aura traitée, ou, en son absence, sur l'avis de l'un de ses collègues, car les médecins sont les seuls juges compétents en cette matière.

Que serait-il possible d'ajouter pour convaincre encore davantage du besoin urgent de faire servir les fautes, j'oserais presque dire les crimes, du passé et du présent à la sécurité de l'avenir?

J'ai donc tout lieu d'espérer que la loi actuelle, dont je crois voir errer autour de moi les nombreuses victimes, sera bientôt remplacée par la loi nouvelle que je sollicite au nom de l'humanité. Cette loi serait la providence des morts vivants.

Je crois avoir achevé la tâche que je m'étais imposée.

Maintenant c'est à l'autorité, c'est à notre conscience, à seconder mes efforts ; et nos craintes et nos dangers cesseront pour toujours, et le devoir et mon cœur seront pleinement satisfaits.

TABLE DES MATIÈRES.

	Pages.
Introduction.	IX

CHAPITRE PREMIER.

Asphyxie.	1
Asphyxie par submersion.	3
Premiers secours à donner.	5
Efficacité de la fumée de tabac.	9
— du bain de cendres.	19
Nécessité, puissance de l'insufflation pulmonaire.	24
Utilité de l'aspiration.	33
Ses inconvénients.	34
Précautions encore à prendre pour le succès du traitement.	35
Asphyxie par strangulation.	38
Exemple d'une heureuse application du bain de cendres.	40
Asphyxie par suffocation.	45
Danger imminent provenu de corps étrangers arrêtés dans l'œsophage, dissipé par :	
La bronchotomie.	46
La transfusion.	47
L'œsophagotomie.	51
Habileté non moins grande à remédier, dans la glossite, au gonflement excessif de la langue.	52
Guérison de suffocation occasionnée par une forte pression sur la poitrine.	54
Par la foudre.	60
Par le déplacement de la goutte.	63

Pages

Asphyxies gazeuses dites négatives.   64

Exemples de l'action assez promptement mortelle des gaz qui les déterminent.   65

Principaux symptômes de l'asphyxie par la vapeur du charbon.   67

Secours généraux.   68

Résurrection opérée seulement par les cordiaux et les frictions.   70

Réflexions à cet égard.   71

Conseil pressant de se méfier des fleurs agréables dont les émanations dans un appartement clos sont pernicieuses.   75

Asphyxies gazeuses positives.   77

Impuissance du vinaigre contre le méphitisme des fosses d'aisance.   72

Merveilleux effet du chlorure d'oxyde de sodium.   79

Asphyxie par paralysie du poumon.   82

Explication des causes de cette asphyxie.   83

Raison bien forte de ne pas délaisser le malade malgré les plus sinistres apparences.   84

CHAPITRE II.

SYNCOPE.   85

Syncope résultant, indépendamment d'autres causes,
de l'hystérie.   89

— de l'épilepsie.   92

— de la peur.   109

— de la présence des vers.   112

— de la phthisie pulmonaire.   114

— d'hémorrhagie causée par le décollement du placenta, dans un accouchement laborieux, et pendant laquelle le nouveau-né peut revêtir les fausses apparences de la mort.   130

                                                                    Pages.

Parmi les secours généraux, l'insufflation naturelle
    semblerait préférable à l'autre insufflation.   131
Secours particuliers.   132
— D'un grand nombre d'affections du cœur.   134
— De la pression exercée sur les viscères par un
    amas de sérosité, de pus, etc.   136
Moyen ingénieux de vider les foyers purulents.   137
— De la suppression du flux hémorrhoïdal.   140
Précautions à prendre dans l'application de la glace
    sur la tête.   141
— De la disparition d'une dartre farineuse.   144
Efficacité des exutoires.   Ib.
Inconvénients des injections dans le cas d'inflam-
    mation utérine.   145
— De l'hypochondrie.   147
    Ses symptômes.   148
    Son traitement.   149
Examen du système nerveux.   155
Ce qu'il faut penser de l'art de guérir, exercé comme
    il doit l'être.   169
Moyens de ramener les incrédules.   170

CHAPITRE III.

Léthargie.   172
Dans aucune autre névrose encéphalique l'assoupis-
    sement ne saurait être plus profond qu'il ne l'est
    dans celle-ci.   173
Une mère est rendue par une assez prompte résur-
    rection aux vœux de sa famille.   174
Sommeil comateux observé dans certaines fièvres.   178
Différences entre cet assoupissement et la léthargie.   180
Principales règles de l'art médical.   182

Pages.

Guérison d'une fièvre intermittente soporeuse par la poudre de quinquina donnée à forte dose.   189

Réflexions sur le temps où l'on doit administrer ce remède.   191

En poudre, il est bien supérieur au sulfate de quinine, dans les intermittentes pernicieuses.   194

CHAPITRE IV.

Apoplexie.   197

Son caractère, ses signes précurseurs.   *Ib.*

Ce qu'il faut considérer comme sa cause prochaine.   198

Moyens de la prévenir.   *Ib.*

Autres causes.   199

Distinction que l'on a faite de l'apoplexie en sanguine et séreuse.   202

Besoin de consulter l'expérience sur le mérite de cette distinction.   203

Les symptômes du coup de sang ressemblent généralement à ceux de l'apoplexie sanguine.   209

L'apoplexie sympathique prouvée par deux exemples dans lesquels surtout le tartre émétique s'est montré bien efficace.   212

Lésions graves de l'encéphale chez un homme qui jamais n'avait été malade.   224

Réflexions à ce sujet.   225

Altérations plus fréquentes dans certaines parties de l'organe encéphalique.   226

Raisons de cette fréquence.   227

Exemple remarquable d'apoplexie séreuse.   229

Comment on doit parler de l'apoplexie, dont les formes sont si trompeuses, et que tant d'écueils environnent.   230

Pages

De quelle importance il est de saigner loin du siége
de la maladie.   237

Attention scrupuleuse à ne pas appliquer de sangsues près d'une grosse veine ou des petites artères. 239

Nécessité très-grande aussi d'empêcher qu'elles ne
s'introduisent dans quelque cavité du corps.   240

Dans la saignée avec la lancette, précautions non
moins grandes à prendre pour ne pas occasionner
la phlébite.   241

Distinction de l'apoplexie en sanguine, séreuse,
nerveuse, appuyée sur l'expérience.   243

Une apoplectique âgée de quatre-vingt-quinze ans
guérie par la préparation végétale dite eau anti-
apoplectique des Jacobins.   253

Pourquoi la paralysie, compagne de l'apoplexie, ne
disparaît-elle pas toujours en même temps que
cette dernière névrose.   254

Réponse à cette question.   255

Heureux effet des excitants chez deux paralytiques. 257

Conséquences que l'on doit en tirer.   261

————

Nouvelles réflexions sur la conduite que l'on tient
à l'égard des morts supposés, sur l'obligation de
les secourir dans cet état de mort apparente, et
sur la nécessité urgente de remplacer par une
autre loi la loi actuelle, qui ne leur laisse pas le
temps de revenir à la vie.   262

CHAPITRE V.

Signes de la mort.   269

Tous ceux dont on doit se méfier passés en revue,
expliqués, convaincus de nullité.   277

La putréfaction est le seul signe caractéristique de
la mort.   280

Pages.

Ce signe, que la plupart des auteurs ont dit se manifester, en premier lieu, toujours dans l'abdomen et dans ses téguments, apparaît au contraire presque toujours d'abord dans une sorte de ramollissement des yeux. — 290

L'espace de vingt-quatre heures ne sera que trop souvent insuffisant pour le retour à la vie. — 292

L'inutilité apparente de tous les moyens que l'on aurait employés, de toutes les expériences que l'on aurait faites, pour constater la perte du sujet, ne prouverait pas encore qu'il eût en effet cessé d'exister. — 303

Manière de mettre le mort supposé bien à portée de recevoir tous les secours que l'on doit lui donner, et d'en recueillir tout le fruit. — 311

Quels sont ces moyens, et quel doit en être l'effet? — 313

Prescription de la loi nouvelle que l'on ne saurait assez tôt établir. — 318

Cette loi rendrait inutiles toutes les autres mesures. — 328

ERRATA.

Pages	Lignes		
37	4	empressé, *lisez :* empressés.
105	6	l'avaient, *lisez :* l'avait.
132	24	Lacombe, *lisez :* Sacombe.
175	2	générale, *lisez :* générales.
229	22	expliqua, *lisez :* explique.

FIN.